AF627723

Der Umgang mit belastenden Lebensereignissen

Ratgeber zur Reihe Fortschritte der Psychotherapie
Band 42

Der Umgang mit belastenden Lebensereignissen

Dipl.-Psych. Sybille Hubert, Prof. Dr. Dr. Jürgen Bengel

Herausgeber der Reihe:

Prof. Dr. Martin Hautzinger, Prof. Dr. Tania Lincoln, Prof. Dr. Jürgen Margraf, Prof. Dr. Winfried Rief, Prof. Dr. Brunna Tuschen-Caffier

Begründer der Reihe:

Dietmar Schulte, Klaus Grawe, Kurt Hahlweg, Dieter Vaitl

Sybille Hubert
Jürgen Bengel

Der Umgang mit belastenden Lebensereignissen

Ein Ratgeber zu Anpassungsstörungen

hogrefe

Dipl.-Psych. Sybille Hubert, geb. 1971. Seit 2016 Psychologische Psychotherapeutin in der Werner-Schwidder-Klinik Bad Krozingen.

Prof. Dr. Dr. Jürgen Bengel, geb. 1955. Seit 1994 Leiter der Abteilung für Rehabilitationspsychologie und Psychotherapie am Institut für Psychologie und Leiter der psychotherapeutischen Ambulanz für psychische Störungen bei körperlichen Erkrankungen der Universität Freiburg sowie Geschäftsführer des Freiburger Ausbildungsinstituts für Verhaltenstherapie (FAVT).

Wichtiger Hinweis: Der Verlag hat gemeinsam mit den Autoren bzw. den Herausgebern große Mühe darauf verwandt, dass alle in diesem Buch enthaltenen Informationen (Programme, Verfahren, Mengen, Dosierungen, Applikationen, Internetlinks etc.) entsprechend dem Wissensstand bei Fertigstellung des Werkes abgedruckt oder in digitaler Form wiedergegeben wurden. Trotz sorgfältiger Manuskriptherstellung und Korrektur des Satzes und der digitalen Produkte können Fehler nicht ganz ausgeschlossen werden. Autoren bzw. Herausgeber und Verlag übernehmen infolgedessen keine Verantwortung und keine daraus folgende oder sonstige Haftung, die auf irgendeine Art aus der Benutzung der in dem Werk enthaltenen Informationen oder Teilen davon entsteht. Geschützte Warennamen (Warenzeichen) werden nicht besonders kenntlich gemacht. Aus dem Fehlen eines solchen Hinweises kann also nicht geschlossen werden, dass es sich um einen freien Warennamen handelt.

Bibliografische Information der Deutschen Nationalbibliothek
Die Deutsche Nationalbibliothek verzeichnet diese Publikation in der Deutschen Nationalbibliografie; detaillierte bibliografische Daten sind im Internet über http://dnb.dnb.de abrufbar.

Das Werk einschließlich aller seiner Teile ist urheberrechtlich geschützt. Jede Verwertung außerhalb der engen Grenzen des Urheberrechtsgesetzes ist ohne Zustimmung des Verlags unzulässig und strafbar. Das gilt insbesondere für Vervielfältigungen, Übersetzungen, Mikroverfilmungen und die Einspeicherung und Verarbeitung in elektronischen Systemen.

Hogrefe Verlag GmbH & Co. KG
Merkelstraße 3
37085 Göttingen
Deutschland
Tel. +49 551 999 50 0
Fax +49 551 999 50 111
info@hogrefe.de
www.hogrefe.de

Umschlagabbildung: © iStock.com by Getty Images / kasto80
Satz: ARThür Grafik-Design & Kunst, Weimar
Druck: mediaprint solutions GmbH, Paderborn
Printed in Germany
Auf säurefreiem Papier gedruckt

1. Auflage 2020
© 2020 Hogrefe Verlag GmbH & Co. KG, Göttingen
(E-Book-ISBN [PDF] 978-3-8409-2999-1; E-Book-ISBN [EPUB] 978-3-8444-2999-2)
ISBN 978-3-8017-2999-8
http://doi.org/10.1026/02999-000

Inhalt

Vorwort

Besondere Lebensereignisse oder Lebensveränderungen, wie beispielsweise die Mitteilung einer schwerwiegenden körperlichen Erkrankung oder der Verlust eines geliebten Menschen durch Trennung oder Tod, gehen selten spurlos an uns vorbei. Es ist ganz normal, dass wir darauf mit veränderter Gestimmtheit, mit ausgeprägter gedanklicher Beschäftigung oder auch mit körperlichen Beschwerden reagieren. Häufig tragen besondere Lebensereignisse oder -veränderungen auch dazu bei, dass Betroffene sich anders als bisher verhalten, z.B. sich von Kontakten oder Hobbys zurückziehen.

Diese Reaktionen können von Person zu Person in ihrer Art, ihrer Ausprägung und ihrem Verlauf sehr unterschiedlich aussehen. Sie können durchaus eine notwendige Voraussetzung sein, um die Ereignisse oder Veränderungen gut zu bewältigen. Es kann jedoch auch sein, dass die Reaktion in ihrem Ausmaß und ihrer Dauer ein erwartbares Maß übersteigt und somit mit erheblichem Leidensdruck bei der betroffenen Person einhergeht.

Dann kann die Diagnose einer Anpassungsstörung vergeben werden. Anpassungsstörungen sind vorübergehende Beeinträchtigungen des Befindens, die häufig ohne professionelle Hilfe wieder abklingen. Manchmal reichen jedoch die eigenen Selbsthilfemöglichkeiten nicht aus, um die Folgen der belastenden Lebensereignisse zu bewältigen. Dann bietet die Diagnose einer Anpassungsstörung den Betroffenen die Möglichkeit, Hilfestellungen des Gesundheitssystems (bis hin zu einer psychotherapeutischen Behandlung) in Anspruch zu nehmen.

An wen wendet sich dieser Ratgeber?

Dieser Ratgeber ist in erster Linie für Menschen geschrieben, die sich mit einem besonderen Lebensereignis oder einer Lebensveränderung auseinandersetzen müssen. Auch Angehörige von Menschen, die von einer Anpassungsstörung betroffen sind, gehören zur Zielgruppe dieses Buches.

Welche Informationen finden Sie in diesem Ratgeber?

Im ersten Kapitel werden Anpassungsstörungen beschrieben: Wodurch zeichnen sie sich aus? Wie verlaufen sie und wie häufig treten sie auf? Der Zusammenhang von körperlichen Erkrankungen und Anpassungsstörungen wird thematisiert und es werden bestimmte Ausprägungen von Trauer als mögliche Anpassungsstörungen vorgestellt. Weiterhin wird die Frage diskutiert, inwiefern es sich bei einer Anpassungsstörung um eine „echte" Krankheit handelt.

Das zweite Kapitel erklärt die Entstehung von Anpassungsstörungen als Zusammenspiel von persönlichen Ressourcen und Merkmalen der vorangehenden Belastung. Es wird auf bedeutsame persönliche Ressourcen und persönliche Risikofaktoren für die Entstehung von Anpassungsstörungen eingegangen.

Das dritte Kapitel widmet sich den Behandlungsmöglichkeiten von Anpassungsstörungen. Hier wird besonderes Augenmerk auf Möglichkeiten gelegt, sich selbst zu helfen. Diese werden anschaulich beschrieben. Weiterhin werden Unterstützungsmöglichkeiten durch den behandelnden Hausarzt[1] aufgezeigt und Zugangswege zu ambulanter Psychotherapie erläutert. Hinweise, wie Angehörige Menschen mit Anpassungsstörungen unterstützen können, sowie Hinweise zu medikamentösen Behandlungsmöglichkeiten, runden das Kapitel ab.

Begrifflichkeiten

Im Buch wird von *Anpassungsstörungen* in der Mehrzahl gesprochen. Damit soll der Tatsache Rechnung getragen werden, dass unter der Diagnose Anpassungsstörungen viele verschiedene mögliche Beschwerden und Beeinträchtigungen zusammengefasst werden – es also *die eine* Anpassungsstörung gar nicht gibt.

---

1 Zugunsten einer besseren Lesbarkeit verwenden wir im Text in der Regel das generische Maskulinum. Diese Formulierungen umfassen gleichermaßen alle Geschlechter (m/w/d). Die verkürzte Sprachform beinhaltet keine Wertung. Wenn möglich, wurde eine geschlechtsneutrale Formulierung gewählt.

Der Begriff „Belastung“ wird im allgemeinen Sprachgebrauch sowohl für das auslösende Ereignis (z. B. eintretende Arbeitslosigkeit) als auch für die folgende gefühlsmäßige Reaktion verwendet („Ich fühle mich belastet.“). Ebenso wird beim Begriff „Trauma“ vorgegangen – Trauma wird sowohl als Beschreibung des auslösenden Ereignisses (z. B. das Erleben eines schweren Verkehrsunfalls) als auch zur Beschreibung der psychischen Folgen eines auslösenden Ereignisses („Ich habe ein Trauma.“) benutzt.

Im Ratgeber wird versucht, eine klare Trennung zwischen den vorangehenden besonderen Lebensveränderungen oder Lebensereignissen und der nachfolgenden Reaktion vorzunehmen. Das vorangehende belastende Ereignis wird häufig als Stressor bezeichnet, und die Reaktion auf diesen Stressor wird als Anpassungsreaktion bezeichnet. Geht diese Reaktion in ihrer Ausprägung und ihrer Dauer über das Erwartbare hinaus, so kann sie, sofern die Diagnosekriterien für eine andere, spezifischere Störung nicht erfüllt sind, als Anpassungsstörung diagnostiziert werden.

Freiburg, Januar 2020 *S. Hubert* und *J. Bengel*

1 Anpassungsstörung – was ist das?

1.1 Alltag – Gleichzeitigkeit von Routine und Veränderung

Alltag – schon im Wort steckt etwas von Wiederholung: Alltag bedeutet Abläufe, die sich „alle Tage" oder zumindest regelhaft wiederholen und Aufgaben, die ebenso regelhaft wiederkehren. Und aus der regelhaften Wiederholung ergibt sich, dass wir darin geübt sind, diesen Abläufen und Aufgaben zu begegnen. Für viele Abläufe und Aufgaben stehen Handlungskonserven bereit. „Handlungskonserven" meint dabei die Verfügbarkeit von Verhaltensmustern, die wir lange erprobt und als nützlich erachtet haben und auf die wir (wie auf eine Konserve) zurückgreifen können. Alltag bedeutet letztlich ein Zusammenspiel verschiedener Gewohnheiten, das uns Sicherheit gibt.

Natürlich gehört auch Veränderung zum Alltag dazu: Abläufe und Aufgaben sind nicht immer gleich, es gibt regelhafte und unerwartete Schwankungen und Einflüsse, die unseren Alltag verändern. Diese Veränderungen führen dazu, dass wir unseren gewohnten Umgang mit Abläufen und Aufgaben anpassen müssen – das können kleine Alltagsveränderungen sein (z. B. ein Umzug in der Nachbarschaft), es können im Lebensfluss erwartbare Lebensveränderungen sein (z. B. die Geburt eines Kindes, der Prozess des Alterns) oder aber Veränderungen in Form kritischer Lebensereignisse, die unvorhersehbar sind und plötzlich auftreten (z. B. die Diagnose einer ernsten Erkrankung, ein Verkehrsunfall).

Diese Veränderungen erfordern von uns Anpassungsleistungen, damit aus einem gestörten Alltag wieder ein weitgehend stimmiger Alltag werden kann: Der Umzug in der Nachbarschaft erfordert das Suchen neuer Menschen, die im Urlaubsfall Pflanzen und Post versorgen; die Geburt eines Kindes führt zu gänzlich neuen Aufgaben, die verteilt werden müssen; die Diagnose einer schwerwiegenden Erkrankung erfordert es, sich unter anderem mit einer möglicherweise begrenzten Lebenserwartung auseinanderzusetzen.

Ob eine Anpassung gelingt und in einen neuen Alltag mündet, oder ob eine Anpassung mit dem Erleben erheblichen Leids verbunden ist, hängt mit

Qualitäten der Veränderung (des Stressors) und mit Eigenschaften von uns als Person zum Zeitpunkt der Veränderung ab. Und natürlich spielen auch Einflüsse aus dem Umfeld eine wichtige Rolle.

1.2 Überblick über mögliche Anpassungsreaktionen auf Lebensveränderungen und (kritische) Lebensereignisse

Es ist häufig und ganz normal, dass besondere Lebensveränderungen oder Lebensereignisse (Stressoren) das Erleben von Stress auslösen. Dabei ist akuter Stress zunächst so etwas wie ein Helfer in der Not – der Organismus versetzt sich selbst in einen Zustand, der ihm kurzfristig zu einer besonderen Konzentration und Leistungsfähigkeit verhelfen soll. Problematisch und unangenehm wird es, wenn der Stress zum Dauerzustand wird, und damit aus der Ausnahme eine Regel.

Chronisches Stresserleben kann sich dann in emotionalen Reaktionen (die Gefühle betreffend, z.B. Traurigkeit, Hoffnungslosigkeit) äußern, in einer Veränderung unserer Sicht auf die Dinge (z.B. „Das wird auch nicht mehr besser werden."), mit körperlicher Symptomatik (z.B. Anspannung oder Erschöpfung) verbunden sein und mit verändertem Verhalten im Alltag (z.B. Rückzug von Freunden und Bekannten) einhergehen.

Diese Reaktionen können in ihrer Art, ihrem Umfang und ihrem Verlauf von Person zu Person und von Zeitpunkt zu Zeitpunkt sehr unterschiedlich sein: Weniger stark ausgeprägt und vorübergehend – dann würde man von einer gesunden Anpassungsreaktion sprechen und natürlich keine Störungsdiagnose vergeben. Oder aber die Reaktionen sind derart ausgeprägt, umfangreich und andauernd, dass sie den Kriterien einer spezifischen psychischen Störung (z.B. einer depressiven Episode) genügen.

Für den Bereich dazwischen, zwischen gesund sein und dem Vorliegen einer spezifischen psychischen Störung, ist die Diagnose einer Anpassungsstörung vorgesehen. Unter einer Anpassungsstörung kann eine Befindlichkeitsbeeinträchtigung diagnostiziert werden, die in der Auseinandersetzung mit einem Stressor mit dem Erleben von Leid und Einschränkungen in der eigenen Funktionsfähigkeit im Alltag einhergeht.

Abbildung 1 zeigt die möglichen Folgen besonderer Lebensveränderungen und -ereignisse (Stressor) und nennt Beispiele für andere spezifische psychische Störungen, die sich infolge der Auseinandersetzung mit einem Stressor entwickeln können.

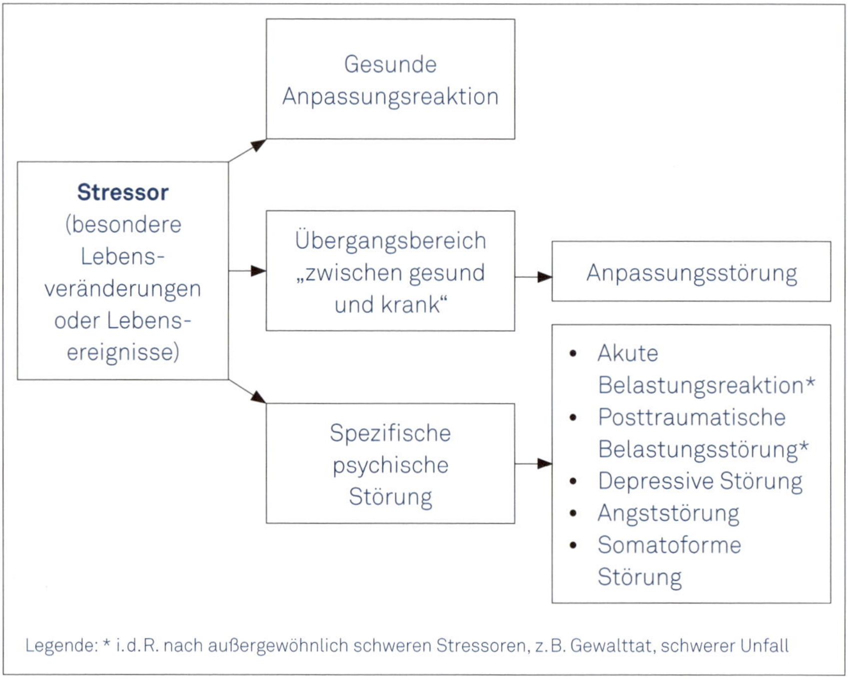

Abbildung 1: Mögliche Folgen besonderer Lebensveränderungen oder Lebensereignisse

1.3 Merkmale von Anpassungsstörungen

So unterschiedlich die möglichen vorangehenden Stressoren und so unterschiedlich die Menschen und deren aktuelle Lebenssituationen sind, auf die diese Stressoren einwirken, so unterschiedlich sind die möglichen Anpassungsreaktionen. Deshalb verbirgt sich auch unter dem Begriff Anpassungsstörung eine Vielzahl möglicher Symptome und Beschwerden. Das Gemeinsame: Die Symptome und Beschwerden beeinträchtigen die Funktionsfähigkeit im Alltag, verringern die wahrgenommene Lebensqualität und führen bei der betroffenen Person zu starkem Leidensdruck.

Aufgrund der Vielfalt der Erscheinungsbilder ist es leichter, Anpassungsstörungen als das zu beschreiben, was sie *nicht* sind: Bei Anpassungsstörungen handelt es sich *nicht* um eine Reaktion auf einen außergewöhnlich schweren (traumatischen) Stressor mit spezifischer Symptomatik (wie u.a. dem häufigen Wiedererleben des traumatischen Ereignisses in sich aufdrängenden Bildern). Dann würde man von einer Posttraumatischen Belastungsstörung sprechen. Anpassungsstörungen genügen ebenfalls *nicht* den Kriterien einer anderen spezifischen psychischen Störung, wie z.B. einer depressiven Störung. Dennoch ist bei einer Anpassungsstörung die Symptomatik so stark ausgeprägt, dass man *nicht* von einem unkomplizierten Anpassungsprozess sprechen kann.

Im Klassifikationssystem der Weltgesundheitsorganisation (WHO) für medizinische Diagnosen (ICD) sind Anpassungsstörungen bei den psychischen Störungen in der Untergruppe „Belastungsstörungen" aufgeführt. Das Gemeinsame an den hier aufgeführten Störungen ist, dass ein klar definierbarer vorausgehender Stressor gefordert ist, um die Diagnose stellen zu dürfen. Dies ist ungewöhnlich – da die ICD in der Regel Störungen und Krankheiten nur aufgrund ihrer Symptomatik, nicht jedoch aufgrund der „Ursachen", die zu ihrer Entstehung beigetragen haben, definiert. Der Kasten zeigt die Diagnosekriterien, wie sie zur Diagnosestellung einer Anpassungsstörung gefordert sind.

Diagnosekriterien für Anpassungsstörungen (nach ICD-10; vgl. WHO/Dilling et al., 2016)

A. Identifizierbare psychosoziale Belastung, von einem nicht außergewöhnlichen oder katastrophalen Ausmaß; Beginn der Symptome innerhalb eines Monats.
B. Symptome und Verhaltensstörungen, wie sie bei anderen Störungen (...) vorkommen. Die Kriterien einer einzelnen Störung werden aber nicht erfüllt. Die Symptome können in Art und Schwere variieren.
C. Die Symptome dauern nicht länger als sechs Monate nach Ende der Belastung oder ihrer Folgen an, außer bei der längeren depressiven Reaktion.

Der vorangehende Stressor

Beim kritischen Ereignis oder Stressor kann es sich beispielsweise um einen Unfall, den Beginn einer schwerwiegenden Erkrankung oder den Verlust eines nahestehenden Menschen handeln. Stressoren können auch wiederkehrend sein, wie beispielsweise saisonale Geschäftskrisen. Oder mehrere Stressoren können gleichzeitig auftreten – die betroffene Person kann z. B. unter erheblichen Schwierigkeiten am Arbeitsplatz und in der Partnerschaft leiden.

Der Stressor kann erwartbar sein und mit spezifischen Lebensphasen in Verbindung stehen: Hier spricht man von Übergängen, wie sie beispielsweise beim Verlassen des Elternhauses oder beim Eintritt in den Ruhestand auftreten. Dies sind Ereignisse, die nahezu jeder Mensch erlebt. Er kann jedoch auch, wie zum Beispiel bei einem Verkehrsunfall oder einer Erkrankung, die Person ganz unerwartet treffen.

Beginn und Dauer

Die Symptomatik einer Anpassungsstörung beginnt in der Regel innerhalb eines Monats nach Auftreten des Stressors; manchmal zeigen sich die Symptome auch erst innerhalb von drei Monaten nach Auftreten des Stressors – entscheidend ist ein klarer zeitlicher Zusammenhang zwischen dem Stressor und dem Beginn der Symptomatik.

Die Symptomatik dauert zumeist nicht länger als sechs Monate an. Sie kann aber auch wie im Fall einer längeren depressiven Reaktion bis zu zwei Jahre andauern. Dies ist häufig dann der Fall, wenn es sich um einen chronischen (dauerhaften) Stressor handelt, wie z. B. eine chronische Erkrankung oder der Verlust des Arbeitsplatzes, dessen finanzielle Auswirkungen mittel- und auch langfristige Konsequenzen wie die Notwendigkeit des Verkaufs des eigenen Hauses oder unzureichende Altersabsicherung haben kann.

Symptomatik

Man kann je nach vorherrschender Symptomatik sieben Untergruppen von Anpassungsstörungen unterscheiden – besonders relevant und am häufigsten auftretend sind dabei die kurze depressive Reaktion sowie die länger andauernde depressive Reaktion. Der Kasten listet die Untergruppen von Anpassungsstörungen auf.

Klassifikation von Anpassungsstörungen (nach ICD-10; vgl. WHO/Dilling et al., 2016)

- Kurze depressive Reaktion
- Längere depressive Reaktion
- Angst und depressive Reaktion gemischt
- Anpassungsstörung mit vorwiegender Störung von anderen Gefühlen
- Anpassungsstörung mit vorwiegender Störung des Sozialverhaltens
- Anpassungsstörung mit gemischter Störung von Gefühlen und Sozialverhalten
- Anpassungsstörung mit sonstigen näher bezeichneten vorherrschenden Symptomen

Als *kurze depressive Reaktion* wird ein leichter depressiver Zustand bezeichnet, der maximal einen Monat andauert. Eine *längere depressive Reaktion* wird bei einem leichten depressiven Zustand als Reaktion auf eine länger anhaltende Belastungssituation diagnostiziert. Ein leichter depressiver Zustand bedeutet, dass Symptome einer depressiven Episode auftreten, die jedoch in Schwere und Anzahl nicht ausgeprägt genug sind, um das Vollbild einer depressiven Episode diagnostizieren zu können. Symptome einer depressiven Episode nach ICD sind im Kasten aufgeführt.

Symptome einer „Depressiven Episode" (nach ICD-10; vgl. WHO/Dilling et al., 2016)

Hauptsymptome:
- Gedrückte Stimmung
- Interessenverlust, Freudlosigkeit
- Verminderung des Antriebs, erhöhte Ermüdbarkeit

Nebensymptome:
- Vermindertes Selbstwertgefühl und Selbstvertrauen
- Schuldgefühle und Selbstvorwürfe
- Gedanken an Tod oder Suizid, suizidales Verhalten
- Vermindertes Denk- und Konzentrationsvermögen
- Psychomotorische Agitiertheit oder Hemmung
- Schlafstörungen
- Appetitverlust oder gesteigerter Appetit mit entsprechender Gewichtsveränderung

Um die Diagnose „Depressive Episode“ zu vergeben, müssen *mindestens zwei der Hauptsymptome und zwei der Nebensymptome* gemeinsam auftreten. In diesem Fall wird dann also keine Anpassungsstörung diagnostiziert, auch wenn der Symptomatik ein klar zu fassender Stressor voranging.

Merke: Zeitliche Begrenzung der Diagnose

Bei einer Anpassungsstörung in Form einer längeren depressiven Reaktion darf die Symptomatik laut Diagnosekriterien nicht länger als zwei Jahre andauern. Somit sind Anpassungsstörungen nicht nur vom Ausmaß und von der Anzahl ihrer Symptome her, sondern auch von ihrer Dauer her weniger ausgeprägt (weniger schwerwiegend/weniger lang) im Vergleich zu anderen Störungsbildern.

Selbstverständlich können Anpassungsprozesse auch länger als zwei Jahre andauerndes Leiden und entsprechende Symptome mit sich bringen; gerade bei Stressoren, die länger anhalten und weitere Stressoren nach sich ziehen, kann die Begrenzung auf zwei Jahre künstlich sein. In der Überarbeitung des genannten Klassifikationssystems ICD-10, also in der ICD-11, wird dies zukünftig berücksichtigt und die Zeitbegrenzung der Symptomatik bei einer längeren depressiven Reaktion aufgehoben.

Eine *Anpassungsstörung mit vorwiegender Störung von anderen Gefühlen* liegt vor, wenn die Symptome verschiedene Gefühlsqualitäten wie Angst, Sorgen, Anspannung und Ärger betreffen. Von *Anpassungsstörungen mit vorwiegender Störung des Sozialverhaltens* spricht man, wenn Betroffene insbesondere im Umgang mit ihren Mitmenschen Probleme haben. Damit können ausgeprägte Schwierigkeiten beim Einhalten von Absprachen und Regeln gemeint sein oder problematisches Konfliktverhalten, welches z. B. Eskalationen begünstigt. Eine Anpassungsstörung mit vorwiegender Störung des Sozialverhaltens könnte beispielsweise die Trauerreaktion eines Jugendlichen sein, der zunehmend aggressiv anderen gegenüber und gemeinschaftsschädigend auftritt.

1.4 Verlauf und Prognose von Anpassungsstörungen

Häufig ist die Symptomatik einer Anpassungsstörung nach etwa einem halben Jahr abgeklungen. Es ist jedoch nicht unüblich, dass die Einwirkung des Stressors, der maßgeblich zur Symptomatik geführt hat, nicht wirklich beendet ist, sondern die Folgen des Stressors andauern – dann können auch die Symptome durchaus länger andauern. Denkt man beispielsweise an die Diagnose einer chronischen körperlichen Erkrankung (z. B. Tumorerkrankung), könnten die Folgen des Stressors wiederum zu neuen Stressoren werden: So könnten z. B. finanzielle Schwierigkeiten infolge der eingeschränkten Berufsfähigkeit dazu führen, dass die Aufrechterhaltung von Symptomen einer Anpassungsstörung begünstigt wird.

Bei Anpassungsstörungen vom Untertyp *längere depressive Reaktion* wird von einer Dauer von bis zu zwei Jahren ausgegangen. Nach den derzeitigen Diagnoserichtlinien muss bei der Fortdauer der Symptomatik über die genannten Grenzen von sechs Monaten bzw. zwei Jahren die Diagnose entsprechend den vorliegenden Beschwerden anderweitig eingeordnet werden. Diese zeitliche Begrenzung der Diagnose hat sich in der klinischen Praxis nicht bewährt – sie bildet die Verläufe nach belastenden Lebensereignissen nicht adäquat ab, und wird, wie oben bereits erwähnt, bei der Überarbeitung des aktuellen Klassifikationssystems aufgehoben werden.

Merke: Anpassungsstörung als Diagnose

Anpassungsstörungen liegen im Übergangsbereich zwischen „gesund" und „krank", zeichnen sich im Vergleich zu spezifischeren Störungen durch die geringere Ausprägung (Unterschwelligkeit) ihrer Symptomatik aus und treten ganz unterschiedlich in Erscheinung. Auch ist die Bandbreite an auslösenden Ereignissen und Stressoren mit unterschiedlicher Wertigkeit und Dauer ganz erheblich. Somit umfasst die Diagnose einer Anpassungsstörung eine Vielzahl möglicher Problemkonstellationen und Erscheinungsbilder.

Vorteil der Anpassungsstörung als Diagnose ist, Beeinträchtigungen mit erheblichem Leidensdruck für die betroffene Person benennen zu können. Ein Nachteil dieser Diagnose ist jedoch, dass aufgrund ihrer Vielfalt und der Unschärfe der Symptomatik das Durchführen von wissenschaftlichen Studien zu Verlauf und Prognose von Anpassungsstörungen erschwert ist. Deshalb sind verlässliche und verallgemeinerbare Aussagen über den Verlauf und die Prognose von Anpassungsstörungen nicht so gut möglich.

Anpassungsstörungen nehmen überwiegend einen günstigen Verlauf und haben eine positive Prognose. Dennoch kommt es bei etwa einem Fünftel der Betroffenen zu einer Chronifizierung. Wenn Stressoren länger andauern, kann dies einen Risikofaktor für einen chronischen Verlauf der Störung darstellen. Ebenso können auf Seiten der Betroffenen selbstschädigende Symptome oder Gedanken und Impulse, dem Leben selbst ein Ende setzen zu wollen, Risikofaktoren für einen chronischen Verlauf sein. Auch das gleichzeitige Vorliegen anderer psychischer Störungen (z. B. eine vorbestehende Angststörung oder eine Anpassungsstörung) und ein jüngeres Alter bergen das Risiko für einen chronischen Verlauf. Anpassungsstörungen bei Kindern und Jugendlichen haben daher insgesamt eine ungünstigere Prognose als bei Erwachsenen.

Für eine günstige Prognose bei einer Anpassungsstörung spricht eine gute soziale Einbindung und die wahrgenommene Unterstützung durch ein tragfähiges soziales Netz.

Auf längere Sicht betrachtet kann bei einer Person, die in früherem Lebensalter bereits unter einer Anpassungsstörung litt, die Wahrscheinlichkeit zum erneuten Auftreten einer Anpassungsstörung erhöht sein. Weiterhin spielen Anpassungsstörungen eine wichtige Rolle bei der Entstehung anderer, spezifischer psychischer Erkrankungen, wie z. B. Angststörungen, depressiven Störungen und Abhängigkeitserkrankungen. Sie stellen einen Risikofaktor für die Entstehung anderer psychischer Störungen dar. Die Behandlung einer Anpassungsstörung ist deshalb von Bedeutung, weil dies der Prävention einer schwerwiegenderen psychischen Erkrankung dient.

1.5 Die Häufigkeit von Anpassungsstörungen

Die Frage, wie häufig Anpassungsstörungen vorkommen, ist letztlich schwierig zu beantworten. Wann ist eine Anpassungsreaktion „erwartbar", wann geht sie über eine „normale" Stressreaktion hinaus? Hier ist die Einschätzung selbst unter Ärzten und Psychotherapeuten im Einzelfall unterschiedlich. Und auch die Abgrenzung zu spezifischen Störungsbildern, wie z. B. einer depressiven Episode, erfordert die Bewertung der Schwere der Symptomatik – auch hier gibt es die Möglichkeit unterschiedlicher Einschätzungen seitens der Fachleute.

Aufgrund dieser sogenannten diagnostischen Unschärfe, die charakteristisch für die Diagnose von Anpassungsstörungen ist, ist die Datenlage zur Häufigkeit des Störungsbildes auch weniger gut als bei anderen Störungsbildern. Was sich dennoch sagen lässt:

Merke

- Anpassungsstörungen zählen zu den häufigsten Diagnosen, die in ambulanten und stationären Behandlungskontexten gestellt werden.
- Anpassungsstörungen können in jeder Altersgruppe auftreten.
- Bei alleinstehenden bzw. geschiedenen sowie bei jungen und älteren Menschen im Zusammenhang mit spezifischen Lebensphasen (z. B. Auszug aus dem Elternhaus oder Berentung) werden Anpassungsstörungen häufiger diagnostiziert.
- Wie insgesamt bei psychischen Störungen gilt auch für Anpassungsstörungen, dass Frauen häufiger betroffen sind als Männer.
- In der hausärztlichen Versorgung stellen Anpassungsstörungen die häufigste psychische Störung dar. Im Bereich der ambulanten psychiatrisch-psychotherapeutischen Behandlung erhalten bis zu einem Fünftel aller Patienten die Diagnose einer Anpassungsstörung.
- Anpassungsstörungen werden häufig im Rahmen von (schweren) chronischen körperlichen Erkrankungen, wie z. B. Tumorerkrankungen, diagnostiziert.

1.6 Anpassungsstörungen und körperliche Erkrankungen

Chronisch körperliche Erkrankungen, wie z. B. Diabetes, anhaltende Rückenschmerzen, Herz-Kreislauf-Erkrankungen oder Tumorerkrankungen, stellen Stressoren dar, die ganz erhebliche Anpassungsleistungen der betroffenen Personen erfordern: Ein junger Diabetiker muss sehr diszipliniert mit dem Thema Essen und Alkoholkonsum umgehen, was möglicherweise den Gepflogenheiten seiner Bezugsgruppe widerspricht und ihm eine Sonderrolle zuteilt. Eine Frau mit Brustkrebs verliert nach der Chemotherapie ihre Haare, ihre schwere Erkrankung wird somit für viele sichtbar und sie ist den Reaktionen ihrer Mitmenschen nahezu schutzlos ausgesetzt. Ein Mann kurz vor dem Ruhestand mit mannigfachen Plänen fürs Leben als Rentner wird durch einen schweren Herzinfarkt deutlich mit der Endlichkeit seines Lebens konfrontiert.

Es ist daher nicht überraschend, dass im Vergleich zu gesunden Personen und zur Allgemeinbevölkerung Patienten mit einer chronischen körperlichen Erkrankung ein 1,5- bis 2-fach erhöhtes Risiko für eine psychische Störung aufweisen. Darunter sind viele Patienten, auf die die Diagnose einer Anpassungsstörung zutreffen würde.

Dabei kann die Anpassungsstörung eine Reaktion auf den Stressor „körperliche Erkrankung“ darstellen, sie kann jedoch auch dem Beginn körperlicher Symptome bzw. Erkrankungen vorausgehen und einen unguten Einfluss nehmen – eine unbehandelte Anpassungsstörung nach dem Tod des Partners kann beispielsweise den Übergang von akuten zu chronischen Rückenschmerzen beeinflussen.

1.7 Anpassungsstörungen und Trauer

Der Verlust eines nahen Angehörigen stellt in der Regel einen erheblichen Stressor dar, der den Alltag auf vielfältige Art verändert und erhebliche Anpassungsleistungen von den Hinterbliebenen erfordert. Da der Tod ein fester Bestandteil des Lebens ist, verlieren jährlich Millionen Menschen einen geliebten Angehörigen. Somit gehört auch Trauer zum Leben. Der Begriff *Trauer* umfasst sowohl das Gefühl des Verlustes als auch den Prozess des Abschiednehmens.

Trauern ist dabei ein natürlicher Vorgang und geht einher mit einem weiten Spektrum an Gefühlen, körperlichem Erleben, kognitiven Vorgängen und Verhaltensweisen, wie sie auch bei psychischen Störungen auftreten können. Unter kognitiven Vorgängen sind dabei Vorgänge gemeint, die das Wahrnehmen und Denken betreffen.

Tabelle 1 gibt einen Überblick über typische Reaktionen, wie sie bei einer normalen *Trauerreaktion* auftreten können.

Trauerreaktionen sind in der Regel dynamische Prozesse, die sehr individuell in verschiedenen, sich überlappenden Phasen ablaufen. Gängige Phasenmodelle beschreiben (1) eine Phase des Schocks, (2) eine Phase des Ausdrucks heftiger Gefühle, (3) eine Phase der intensiven Auseinandersetzung mit dem Verlust sowie (4) eine Phase der Rückkehr in ein Leben ohne den Verstorbenen. Phasenmodelle dienen dabei lediglich der Beschreibbarkeit von Trauer; sie können niemals vorgeben, wie Trauer „richtig“ abzulaufen hat.

Tabelle 1: Typische Symptome der Trauer (aus Lang, Schmeling-Kludas & Koch, 2007)

Emotional	• Schock • Einsamkeit • Innere Leere • Sinnlosigkeit • Verzweiflung • Angst, nicht ohne die geliebte Person leben zu können • Erleichterung (wenn der Verstorbene gelitten hat) • Wut (auf den Verstorbenen) • Schuldgefühle
Kognitiv	• Konzentrationsschwierigkeiten • Vergesslichkeit • Ungläubigkeit • Ständige gedankliche Beschäftigung mit dem Verstorbenen und den Todesumständen • Leugnen des Todes
Körperlich	• Ruhelosigkeit • Schlafstörungen • Appetitstörungen
Verhalten	• Weinen • Sozialer Rückzug • Suchtmittel- und Medikamentenmissbrauch • Aktives Suchen oder aber Vermeiden von Erinnerungsobjekten und -plätzen

Merke

Geht die Symptomatik der Trauerreaktion in ihrer Dauer und ihrer Ausprägung über das „erwartbare Maß" hinaus, so kann man von einer komplizierten Trauerreaktion (in Abgrenzung zur einfachen oder normalen Trauerreaktion) sprechen und diese entsprechend der vorliegenden Symptomatik als Anpassungsstörung oder als eine andere spezifische Störung diagnostizieren.

Die Entscheidung, ob die Beschwerden der trauernden Person ein deutliches Leiden bedeuten, das über das hinausreicht, was man bei einem entsprechenden Lebensereignis bei Personen einer vergleichbaren Gruppe erwarten würde, ist dabei häufig nicht leicht zu treffen. Der Bewertung durch den Arzt oder Psychotherapeuten, seiner Perspektive und seiner Erfahrung wird hierbei eine entscheidende Bedeutung zugemessen.

1.8 Ich habe eine Anpassungsstörung – bin ich krank?

So wie sich die Frage „Wie genau sieht denn jetzt eine Anpassungsstörung aus?“ nicht mit wenigen Worten und nicht eindeutig beantworten lässt, so gibt es auch auf die Frage, ob es sich bei einer Anpassungsstörung denn um eine „richtige Krankheit“ handelt, keine eindeutige Antwort. Zumal es bereits für den Begriff der Krankheit an sich vielfältige Definitionen gibt, je nachdem welche Disziplin mit welchem Interesse sie formuliert.

Wenn ich nicht eindeutig krank bin - bin ich denn dann mit den Symptomen einer Anpassungsstörung gesund? Von psychischer Gesundheit spricht man, wenn ein Mensch seine Fähigkeiten ausschöpfen, die normalen Lebensbelastungen bewältigen und produktiv arbeiten kann sowie imstande ist, etwas zu seiner Gemeinschaft beizutragen. Personen mit Anpassungsstörungen werden sich auf den gegenwärtigen Zeitpunkt bezogen wohl kaum in diesem Sinne als gesund bezeichnen.

Krankheit wird als Abweichung von Gesundheit oder Wohlbefinden verstanden – allerdings stößt die klare Abgrenzung des Kranken vom Gesunden spätestens durch Schwankungsbreiten einer Skala von leichten (z. B. Anpassungsstörungen) bis schweren Störungen (z. B. schwere depressive Episode) an ihre Grenzen.

Merke

Sinnvoll erscheint daher eher, Gesundheit und Krankheit nicht als statisch, sondern als ineinander übergehende Zustände zu verstehen, mit einem Zwischenbereich grenzwertiger Phänomene – hier könnte man die Anpassungsstörungen einordnen.

Für die gesetzliche Krankenversicherung (GKV) wird Krankheit als regelwidriger Körper- oder Geisteszustand definiert, der Behandlungsbedürftigkeit und/oder Arbeitsunfähigkeit zur Folge hat und somit die Leistungspflicht der Krankenversicherung auslöst.

In aller Regel werden Personen, die unter einer Anpassungsstörung leiden, im Grenzbereich zwischen „krank“ und „gesund“ liegen. Durch die Vergabe der Diagnose einer Anpassungsstörung ist formal betrachtet die Entscheidung getroffen, denn bei einer Anpassungsstörung handelt es sich um eine Krankheit, da sie im Internationalen Klassifikationssystem für Krankheiten (ICD) der WHO aufgeführt ist (vgl. auch Kapitel 1.3).

Die Vergabe einer Diagnose kann schädlich sein, wenn sie als stigmatisierend und als Beleg erlebt wird, beim Versuch der Anpassung an einen Stressor persönlich gescheitert zu sein. Möglicherweise ist es in einem solchen Fall hilfreich, die Diagnose lediglich als Beleg dafür zu nehmen, dass ein eingetretenes Lebensereignis bzw. eine Lebensveränderung, das eigene Wohlergehen stört, sich selbst jedoch nicht als störungsbehaftet zu sehen.

Die Vergabe einer Diagnose kann dagegen nützlich sein, wenn sie als Berechtigung verstanden wird (und durch die Diagnosestellung diese Berechtigung auch dokumentiert), Bemühungen in Richtung „Gesundheit“ zu unternehmen. Damit sind Bemühungen in Eigenregie und – bei Bedarf – therapeutische Bemühungen gemeint, deren Kosten die Krankenversicherung übernimmt (z. B. Inanspruchnahme einer Psychotherapie oder einer Präventionsmaßnahme, wie z. B. eine Mutter-Kind-Kur).

Solche Bemühungen sind gut für den Einzelnen, da damit die Wahrscheinlichkeit des Wohlbefindens wieder steigt. Sie sind zudem gut für die Gesellschaft, in der die von einer Anpassungsstörung betroffene Person lebt, da das Risiko einer noch schwererwiegenden Erkrankung verringert wird. Die wachsende Bedeutung, die der Prävention von Krankheiten beigemessen wird, kann am 2015 in Kraft getretenen Präventionsgesetz abgelesen werden – hier werden u. a. die gesetzlichen Kranken- und Rentenversicherungen in die Pflicht genommen, ihre Ausgaben für verschiedene Präventionsmaßnahmen zu erhöhen.

2 Wie entsteht eine Anpassungsstörung?

Potenziell belastende Lebensereignisse oder Lebensveränderungen können bei Menschen ganz unterschiedliche Auswirkungen haben – die einen entwickeln eine Depression, andere reagieren mit den Symptomen einer Anpassungsstörung, bei wieder anderen führen die belastenden Ereignisse zu psychosozialen Konsequenzen, die man nicht einer Erkrankung zuordnen würde. Hierunter fallen beispielsweise Probleme bei der Neuorientierung des Lebensentwurfes oder Probleme innerhalb der Paarbeziehung. Zudem gibt es Menschen, die durch die Auseinandersetzung mit einem kritischen Lebensereignis oder einer Lebensveränderung einen persönlichen Reifungsprozess erfahren. Ob die betroffene Person eine Anpassungsstörung entwickelt oder nicht, kann sich an verschiedenen Stellen im Prozess der Auseinandersetzung mit dem Stressor entscheiden.

Welche Auswirkungen potenziell belastende Lebensereignisse oder Lebensveränderungen (kurz: Stressoren) auf eine Person haben, hängt von den Ressourcen der Person (d.h. ihren Erfahrungen, ihren Fähigkeiten, ihrer sozialen Einbindung), Anforderungen und Merkmalen des kritischen Lebensereignisses oder der Lebensveränderung und dem Zusammenspiel dieser Faktoren im Verlauf ab. Abbildung 2 fasst mögliche Auswirkungen zusammen.

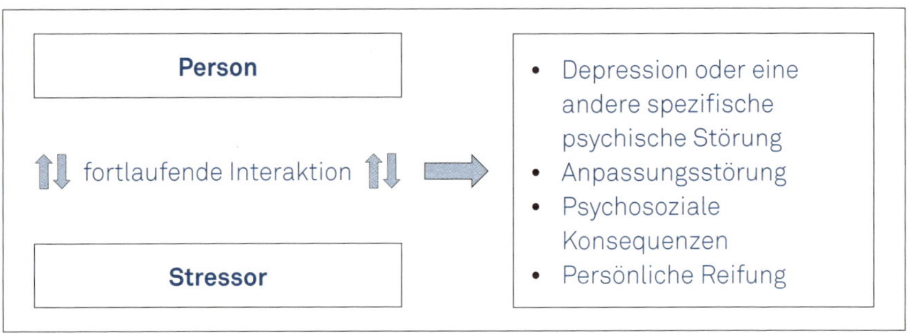

Abbildung 2: Mögliche Auswirkungen von Stressoren

Menschen sind unterschiedlich: Diese Unterschiede liegen zum Teil in der Persönlichkeit begründet (Persönlichkeitseigenschaften) und zum Teil haben sie mit früheren Erfahrungen zu tun, die eine Person im Laufe ihres Lebens gesammelt hat, ihrer sogenannten persönlichen Lerngeschichte. Auch in einem weiteren, für den Umgang mit belastenden Lebensereignissen wichtigen Punkt, unterscheiden sich Menschen voneinander; nämlich im Ausmaß, in dem sie zum Zeitpunkt des kritischen Lebensereignisses in soziale Bezüge (z.B. Freundeskreis, Familie) eingebunden sind und dem Ausmaß an Unterstützung von anderen Menschen, das für sie verfügbar ist, von dem sie wissen und welches sie für sich nutzen können. Dabei hat das Eingebundensein in ein soziales Netzwerk und die Verfügbarkeit von sozialer Unterstützung natürlich neben äußeren Faktoren auch mit individuellen Persönlichkeitseigenschaften und der persönlichen Lerngeschichte zu tun.

Je nachdem, über welche Persönlichkeitseigenschaften, welche Lerngeschichte und welche Eingebundenheit in soziale Bezüge eine Person verfügt, wird ein belastendes Lebensereignis oder eine Lebensveränderung unterschiedliche Auswirkungen auf das Wohlbefinden dieser Person haben.

Beispiele Herr S. und Herr F.

Ein 60- und ein 62-jähriger Mitarbeiter im Vertrieb eines mittelständigen Unternehmens werden mit geringen Abschlägen bei ihren Bezügen in den vorzeitigen Ruhestand versetzt.

Der 60-jährige Herr S. (verwitwet, 2 Kinder, 3 Enkelkinder) greift nach einer kurzen Irritation über die Entscheidung seines Arbeitgebers den Wunsch seiner Tochter auf, vormittags die Betreuung seiner Enkelkinder zu übernehmen. Nach einer durchaus holprigen Eingewöhnungsphase von etwa 4 Wochen beginnt er, die unmittelbaren Erfolgserlebnisse seiner neuen Tätigkeit zu schätzen. Er besucht zudem einen Kochkurs, entdeckt unerwartete Fähigkeiten und knüpft neue Kontakte. Letztlich ist er fast dankbar für das unverhoffte Geschenk, sich in neuen und ihm bislang unbekannten Rollen erleben zu dürfen. Bei ihm vollzieht sich im Laufe der Zeit ein regelrechter Wandel bezüglich seiner Werte – zu Fleiß und Pflichterfüllung kommen Werte wie das Leben im Augenblick und emotionale Verbundenheit hinzu.

Herr F., 62 Jahre alt (kinderlos, verheiratet), ein sehr gewissenhafter Mensch, versteht die Welt nicht mehr: Wie konnte seine Firma auf seine

Expertise, sein überdurchschnittliches Engagement so leichtfertig verzichten? Die Verletzung sitzt tief und das Grübeln darüber raubt ihm den Schlaf. Nur mit Mühe gelingt es ihm, morgens aufzustehen. Seine Umgebung erlebt ihn zunehmend als missmutig. Seine Ehefrau, die bislang überwiegend alleine für Haushaltstätigkeiten zuständig war, erlebt sein „Einmischen" als zunehmend unangenehm, weshalb partnerschaftliche Spannungen zunehmen und das Paar den Alltag eher unabhängig voneinander verbringt, trotz der nun mehr vorhandenen Zeit. Herr F. leidet zunehmend unter Schlafstörungen, Antriebslosigkeit und gedrückter Stimmung. Ihm fehlt eine positive Perspektive, wenn er an seine weiteren Lebensjahre denkt.

Im geschilderten Beispiel sind beide Männer von der gleichen Lebensveränderung betroffen: Beim einen mündet der Anpassungsprozess in persönliche Reifung, beim anderen kommt es zu den Symptomen einer Anpassungsstörung (Untertyp: längere depressive Reaktion).

Merke

Anpassungsstörungen lassen sich also als ein mögliches Ergebnis eines Wechselspiels zwischen Merkmalen des Stressors einerseits und Merkmalen der Person (Ressourcen und Risikofaktoren) andererseits verstehen. Mit Wechselspiel ist gemeint, dass persönliche Ressourcen und Risikofaktoren nicht nur vor dem Auftreten des Stressors eine Rolle spielen, sondern auch während dessen Einwirkung und auch danach auf vielfältige Weise den Umgang der Person mit dem Stressor beeinflussen.

2.1 Erklärungsmodell für Anpassungsstörungen

Wie kann man sich die Entstehung einer Anpassungsstörung erklären? Eine betroffene Person nimmt ein Lebensereignis oder eine Lebensveränderung (potenzieller Stressor) wahr. Diese Wahrnehmung setzt eine Bewertung in Gang (vgl. Abb. 3), der je nach Ergebnis emotionale Reaktionen (z.B. Angst, Trauer, Ärger) und körperliche Reaktionen (z.B. Blutdrucksteigerungen, hormonelle Veränderungen) folgen. Diese emotionalen und körperlichen Reaktionen lösen einen Bewältigungsprozess aus: Dieser Bewältigungsprozess umfasst die gedankliche Verarbeitung (z. B. „Ich werde nie mehr glücklich sein." oder „Ich weiß zwar noch nicht wie, aber irgendwann wird's mir wieder besser gehen.") sowie Bewältigungsverhalten (z. B. übermäßiger Alkoholkonsum oder Austausch mit anderen Betroffenen). Dieser Prozess kann, wie das obige Beispiel zeigt, für eine langfristige Anpassung an das Lebensereignis oder die Lebensveränderung hilfreich oder ungünstig sein.

Merke

Emotionale und körperliche Reaktionen und Bewältigungsprozesse stellen gemeinsam die Anpassungsreaktion dar. Anpassungsstörungen können als eine spezifische Form von Anpassungsreaktionen verstanden werden.

Abbildung 3 fasst den beschriebenen Prozess zusammen.

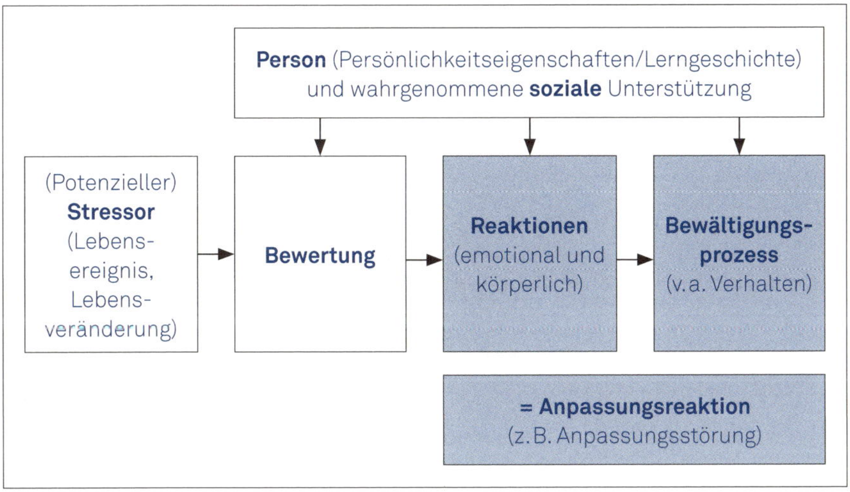

Abbildung 3: Bewältigungsprozess

Bewertungsprozess in zwei Schritten

Sieht sich eine Person mit einem Ereignis, dem potenziellen Stressor, konfrontiert, so wird ein Bewertungsprozess in zwei Schritten angestoßen. Diesem Bewertungsprozess kommt eine zentrale Rolle im Prozess der Auseinandersetzung mit einem kritischen Lebensereignis oder einer Lebensveränderung zu (vgl. Abb. 4).

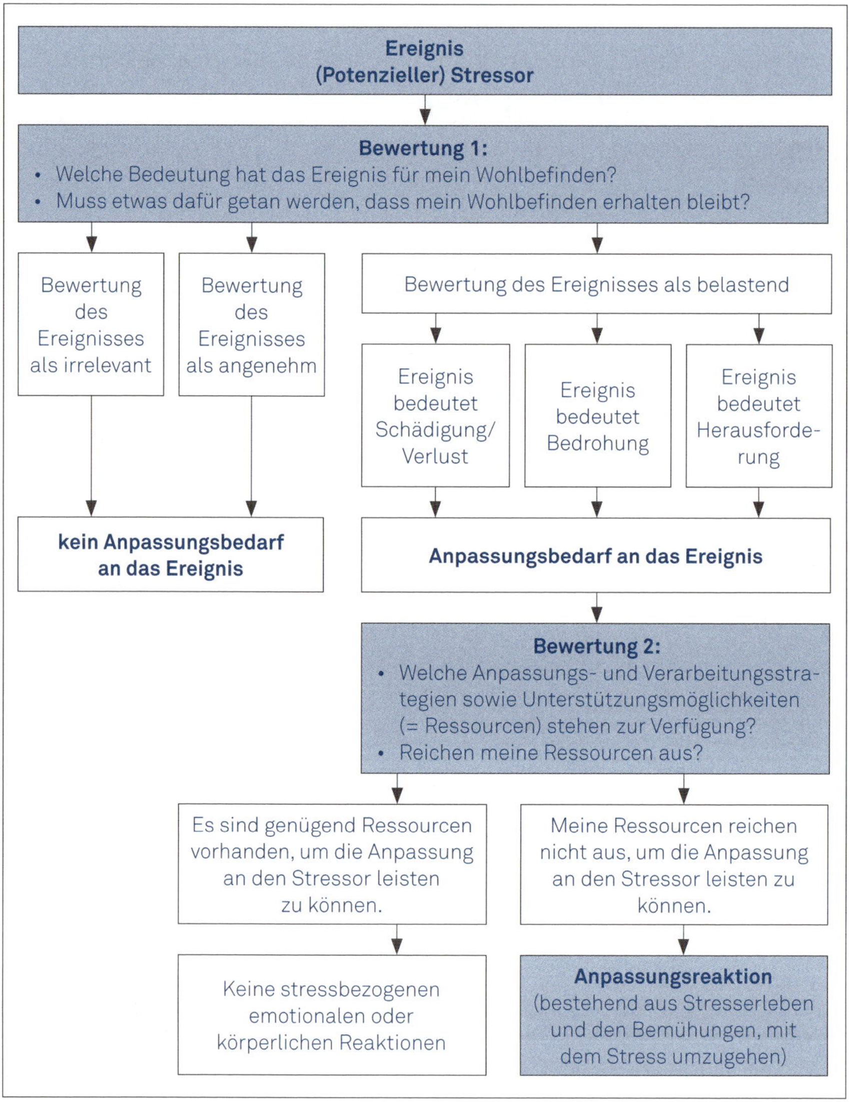

Abbildung 4: Bewertungsprozesse bei der Auseinandersetzung mit einem Ereignis/(potenziellen) Stressor (modifiziert nach Bengel & Hubert, 2010)

In einer *ersten Bewertung* wird abgeschätzt, welche Bedeutung das Ereignis/der potenzielle Stressor für das eigene Wohlbefinden hat und ob Maßnahmen zur Erhaltung des Wohlbefindens erforderlich sind. Bei einer Bewertung des Ereignisses als für sich selbst irrelevant oder angenehm, sind keinerlei Maßnahmen zur Erhaltung des Wohlbefindens erforderlich. Der Bewertungsprozess ist hiermit abgeschlossen. Wird das Ereignis jedoch als belastend bewertet, weil es für die betroffene Person Schädigung oder Verlust, Bedrohung oder auch eine Herausforderung bedeutet, ergibt sich der Bedarf einer Anpassung an dieses Ereignis (im Folgenden Stressor genannt).

Eine *zweite Bewertung* schließt sich an: Welche Möglichkeiten der Bewältigung des Stressors stehen mir zur Verfügung? Wie ist das Verhältnis zwischen den mir zugänglichen Ressourcen und den Anforderungen zur Anpassung an den Stressor? Ergibt die zweite Bewertung ein ausgeglichenes Verhältnis zwischen Ressourcen und Anpassungsanforderungen, bleiben stressbezogene emotionale oder körperliche Reaktionen aus. Möglicherweise ergibt die Bewertung jedoch ein unausgeglichenes Verhältnis zwischen Ressourcen und Anpassungsanforderungen: Die der Person in ihrem Erleben verfügbaren Ressourcen reichen nicht aus, um die erforderliche Anpassung zu leisten. In dem Fall setzen die oben beschriebenen emotionalen und körperlichen Reaktionen ein. Beides zusammen, emotionale wie physiologische Reaktionen, können als Stresserleben bezeichnet werden, sie setzen einen Bewältigungsprozess in Gang. Stresserleben und Bewältigungsprozess zusammengenommen können als Anpassungsreaktion auf das vorangehende Ereignis bezeichnet werden – erfüllt diese Anpassungsreaktion die in Kapitel 1 genannten Kriterien, wird von einer Anpassungsstörung gesprochen.

Auch die Anpassungsreaktion selbst kann gewissermaßen eine Eigendynamik entwickeln: Angestoßen durch den Stressor kann sich nach den beschriebenen Bewertungsprozessen das Befinden der Person wie in einem Teufelskreis weiter verschlechtern. Unser Befinden zeigt sich auf vier verschiedenen Ebenen: auf körperlicher, verhaltensbezogener (Verhalten), gedanklicher und emotionaler Ebene (Gefühle). Diese vier Ebenen sind nicht unabhängig voneinander, sondern beeinflussen sich gegenseitig und erhalten sich gegenseitig aufrecht, wie in Abbildung 5 veranschaulicht wird.

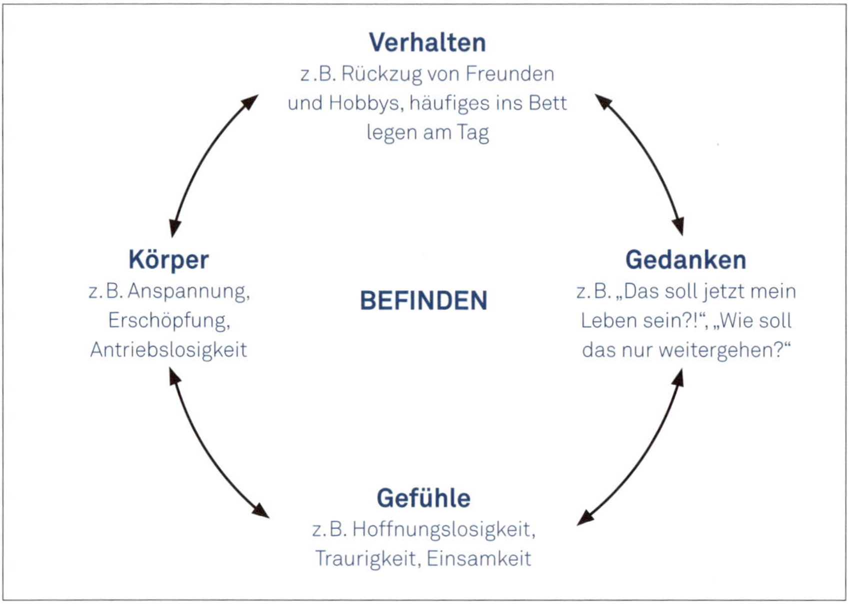

Abbildung 5: Teufelskreismodell der depressiven Symptomatik einer Anpassungsstörung

Die Auseinandersetzung mit einem Stressor kann auf körperlicher Ebene mit Verspannungen der Nacken- und Rückenmuskulatur, zunehmender Erschöpfung und Antriebslosigkeit einhergehen. Erschöpfung und Antriebslosigkeit führen zu einem zunehmenden Rückzug von potenziell positiven Erlebnissen wie Treffen mit Freunden oder dem Pflegen von Hobbys. Ein Versuch auf Verhaltensebene, mit Anspannung und Rückenschmerzen umzugehen, kann das Ausruhen im Bett sein (und diese Inaktivität kann zu einer Chronifizierung der Schmerzen beitragen). Ein Weniger an positiven Aktivitäten kann ein Mehr an Rückzug in die eigene Gedankenwelt bedeuten, mit Grübeln (z.B. „Wie soll das nur weitergehen?") einhergehen und in Gefühle von Hoffnungslosigkeit und Einsamkeit münden. So auf sich selbst zurückgeworfen, ist es wahrscheinlich, dass die Wahrnehmung für körperliche Anspannung und Antriebslosigkeit geschärft ist und der Teufelskreis von neuem beginnt.

Die Entwicklung vom kritischen Lebensereignis oder der Lebensveränderung über die zwei Bewertungsprozesse hin zur Anpassungsreaktion soll anhand des folgenden Beispiels veranschaulicht werden:

Beispiel: Frau R.

Frau R., 35 Jahre alt, verheiratet, Mutter zweier Töchter, ertastet einen kleinen Knoten an ihrer linken Brust und hat bald die Diagnose, dass es sich um eine bösartige Gewebsveränderung handelt *(= Ereignis, Stressor)*. Sie hat vor einigen Jahren eine Freundin aufgrund von Darmkrebs verloren, weshalb bei ihr „Krebs“ gedanklich mit „Tod“ verknüpft ist. Sie bewertet die bei ihr festgestellte bösartige Gewebsveränderung als Bedrohung *(= erste Bewertung)*. Die Diagnosemitteilung hat Frau R. so schockiert, dass sie die von der Frauenärztin mitgeteilte „gute Prognose“ nicht wahrnehmen konnte. Für Frau R. ist Krebs ein körperliches Geschehen, auf das sie keinen Einfluss nehmen kann, dem sie sich somit ohne geeignete Ressourcen gegenübersieht *(= zweite Bewertung)*. Körperlich reagiert sie mit Anspannung von Nacken, Schultern und Rücken, einem flauen Gefühl in der Magengegend und innerer Unruhe, emotional mit Gefühlen von Hilflosigkeit und Ohnmacht.

Da sie selbst mit einer Mutter aufgewachsen ist, um die sie sich sorgen musste *(Lerngeschichte)*, entscheidet sie sich, ihren Kindern die Information ihrer Krebserkrankung vorzuenthalten und spricht aus Sorge, ihre Kinder könnten aus anderer Quelle davon erfahren, mit niemandem außer ihrem beruflich sehr eingespannten Ehemann darüber und legt die Termine der Strahlenbehandlung so, dass sie den Alltag der Familie nicht beeinflussen *(= Bemühungen, mit dem Stress umzugehen)*. Im Kontakt mit Freundinnen spürt sie zunehmend eine innere Distanz, und mag sich die kleinen Alltagssorgen der anderen nicht mehr gerne anhören und zieht sich zunehmend zurück. Ihre Anpassungsreaktion an die Diagnose einer Brustkrebserkrankung geht einher mit gedrückter Stimmung, einer Reduktion schöner Erlebnisse, mit zunehmender Hoffnungslosigkeit und Appetitverlust und erfüllt die Kriterien einer Anpassungsstörung (längere depressive Reaktion).

2.2 Der Einfluss des kritischen Lebensereignisses auf die Anpassungsreaktion

Im vorangehenden Abschnitt wurde gezeigt, wie wichtig die Bewertung der persönlichen Relevanz eines Stressors (kritisches Lebensereignis oder Lebensveränderung) und die Bewertung der eigenen Bewältigungsmöglichkeiten für den Prozess der Belastungsverarbeitung sind – und für die Frage, ob es zu einer Anpassungsstörung kommt oder nicht.

Bereits in dieser frühen Phase der Auseinandersetzung mit dem Stressor hilft das Wissen um die Bedeutung der individuellen Bewertung zum Verständnis, warum manche Personen mit einer psychischen Störung (z.B. Anpassungsstörung) reagieren, manche dagegen Gewinn aus dem Ereignis ziehen, ihr Leben aus einem anderen Blickwinkel sehen und sogar mehr wertschätzen.

Falsch wäre jedoch, daraus abzuleiten, dass der Stressor an sich bedeutungslos sei – und letztlich nur die Bewertung entscheidend. Irrtümlich wäre es auch, daraus abzuleiten, wer mit einer Anpassungsstörung oder anderer, schwerwiegenderer Symptomatik reagiert, sei selbst schuld und habe lediglich eine „falsche" Bewertung vorgenommen. Natürlich gibt es Erfahrungswerte, welche Stressoren in der Regel schwerwiegender oder leichter wahrgenommen werden.

Arten von Stressoren

Eine gängige inhaltliche Klassifikation von Stressoren unterscheidet zwischen (1) Alltagsstressoren/belastenden Lebensereignissen, (2) kritischen Lebensereignissen und (3) traumatischen Ereignissen.

Alltagsstressoren. Alltagsstressoren sind Widrigkeiten im Alltag, die mit Einschränkungen des Wohlbefindens einhergehen. Vor allem, wenn sie gehäuft auftreten, können sie als bedrohlich oder kränkend erlebt werden und als eine Einengung des eigenen Handlungsspielraums wahrgenommen werden. Treten sie gehäuft auf, ist das Risiko, dass sie Missempfinden auslösen, besonders groß (z.B. an Lungenentzündung erkranktes Grundschulkind und kaputtes Auto und neuer Vorgesetzter). Alltagsstressoren sind häufig langanhaltend – beispielsweise die chronische Erkrankung eines Familienmitglieds oder andauernder Ärger am Arbeitsplatz.

Kritische Lebensereignisse. Kritische Lebensereignisse sind Unterbrechungen im Lebensstrom, die zeitlich eindeutig bestimmbar sind. Sie sind in der Regel mit Verlust, Verletzung und Bedrohung verbunden und werden als belastend wahrgenommen. Häufig sind mit ihnen (dauerhafte) Veränderungen der Lebenssituation und der Lebensumstände verbunden. Kritische Lebensereignisse können erwartet (z.B. Verlassen des Elternhauses) oder unerwartet (z.B.

plötzlicher Tod eines Freundes) sein. Sie können positiv oder negativ getönt sein – auch die Geburt eines Kindes zählt als kritisches Lebensereignis, das Anpassungen an veränderte Lebensbedingungen erfordert. Solche Phasen der Anpassung an im Lebenszyklus prinzipiell erwartbare Ereignisse werden als Übergänge bezeichnet. Es wird davon ausgegangen, dass Lebensereignisse, die im Lebenslauf erwartet werden (z.B. Tod eines nahen Verwandten nach langer Krankheit oder Tod des Partners im hohen Lebensalter) im Vergleich zu ungewöhnlichen, seltenen und extremen Ereignissen weniger starke Belastungsreaktionen und störungswertige Folgen auslösen.

Auch Ereignisse, die erwartet werden, aber nicht eintreten (z.B. ungewollte Kinderlosigkeit), können als kritische Lebensereignisse gelten.

Es ist nicht ungewöhnlich, dass kritische Lebensereignisse Alltagsstressoren mit sich bringen, so kann z.B. die unerwartete Arbeitslosigkeit des Haupternährers der Familie (= kritisches Lebensereignis) zu finanziellen Belastungen im Alltag (= Alltagsstressoren) führen.

Traumatische Ereignisse. Traumatische Ereignisse stehen im Zusammenhang mit Tod oder Androhung des Todes, mit einer schweren lebensbedrohlichen Verletzung oder Erkrankung (objektiv und/oder im Erleben der betroffenen Person) oder im Zusammenhang mit schweren körperlichen bzw. psychischen Schädigungen. Sie lösen Gefühle von Entsetzen, Schrecken und Hilflosigkeit aus. Traumatische Ereignisse sind durch eine hohe Intensität und eine außergewöhnliche Belastung gekennzeichnet, die in aller Regel die Bewältigungskapazität einer Person zumindest zeitweilig überfordern.

Die Abgrenzung von kritischen Lebensereignissen und traumatischen Ereignissen ist nicht immer leicht. Beispielsweise kann die Mitteilung einer Tumordiagnose durchaus die Kriterien für ein traumatisches Ereignis erfüllen, wenn die betroffene Person diese Diagnose als lebensbedrohlich empfindet.

Merke

Die Wirkung des Stressors und die Stärke des Stressors sind nicht über die „objektiven“ Merkmale des Stressors bestimmbar, sondern die subjektive Interpretation und Bewertung des Ereignisses durch die Person ist entscheidend.

Sowohl Alltagsstressoren als auch kritische Lebensereignisse und traumatische Ereignisse können einen chronischen Charakter annehmen. Bezogen auf Alltagsstressoren sind das z. B. Konflikte am Arbeitsplatz, die seit langer Zeit bestehen. Das kritische Lebensereignis – beispielsweise in Form einer Tumorerkrankung – kann dauerhafte Anpassungsleistungen erfordern (z. B. Umgang mit den Einschränkungen im Alltag durch die Behandlung und Schmerzen; emotionale Auseinandersetzung mit der Lebensbedrohung). Auch traumatische Ereignisse können chronisch werden, wie beispielsweise fortgesetzte sexuelle Gewalt.

Anpassungsstörungen gehen häufig eher kritische Lebensereignisse oder eine Verkettung von kritischen Lebensereignissen und Alltagsstressoren voran. Die Auseinandersetzung mit einem traumatischen Ereignis kann zwar auch zur Symptomatik einer Anpassungsstörung führen, ist aber häufiger mit einer schwerwiegenderen Störung (z. B. Posttraumatische Belastungsstörung, Depression) verknüpft. Entscheidend für die Vergabe einer Störung ist die konkrete Symptomatik der betroffenen Person, nicht die Art des vorangehenden Stressors.

Merkmale von Stressoren

Eine andere Möglichkeit, Stressoren voneinander zu unterscheiden, bietet die Unterscheidung nach unterschiedlichen Merkmalen des Stressors:

- *Ausmaß, Intensität, Dauer und Häufung.* Lebensereignisse erfordern umso mehr Anpassungsleistungen, je größer die Tragweite und die Auswirkungen der Veränderung sind. Objektive Faktoren hierbei sind Intensität (z. B. Schadensausmaß, Verletzungsgrad) und Dauer der Einwirkung des Stressors. Mehrere Stressoren können auch zusammen einwirken.
- *Neuheit.* Ist ein Stressor bzw. eine Situation für eine Person gänzlich neu, so stellt sich die Frage, wie dieser bzw. sie bewertet und eingeordnet werden kann. Die meisten Situationen sind allerdings nicht vollständig neu, meist ähneln einzelne Facetten bereits früher erlebten Situationen oder können mithilfe des Allgemeinwissens eingeordnet werden.
- *Ambiguität.* Mit Ambiguität ist die Unsicherheit gemeint, nicht zu wissen, wie eine Situation/ein potenzieller Stressor einzuordnen ist. Unsicherheit kann durch fehlende Informationen bezüglich des Stressors selbst (z. B. die

Dauer seines Auftretens) entstehen oder dadurch, dass die Person unsicher ist, was die Situation für sie bedeutet.

- *Verursachung.* Die angenommene bzw. tatsächliche Verursachung spielt für die Verarbeitung ebenfalls eine Rolle. Kaum beeinflussbare Ereignisse („Schicksalsschläge" wie beispielsweise Naturereignisse) werden besser bewältigt als von Menschenhand verursachte Ereignisse, wie z. B. eine Gewalttat.
- *Kontrollierbarkeit und Vorhersehbarkeit.* Unkontrollierbare unangenehme Ereignisse gehen häufiger mit Gefühlen von Hilf- und Hoffnungslosigkeit sowie psychischen Beeinträchtigungen einher als kontrollierbare Ereignisse. Unerwartet auftretende Ereignisse gelten als belastender als erwartete. Nicht erwartete Ereignisse, wie z. B. Scheidung, Arbeitsplatzverlust, die schwere Erkrankung eines Kindes führen häufiger zu psychischen Symptomen als erwartete (normative) Ereignisse, wie z. B. Hochzeit, Geburt oder Berentung, die nur bei wenigen Menschen Belastungsstörungen auslösen.
- *Zeitpunkt.* Ereignisse haben unterschiedliche Wirkungen, je nachdem, wann im Lebenszyklus sie auftreten: Der Tod eines Elternteils hat für ein Kind eine andere Bedeutung als für einen 40-jährigen oder älteren Menschen. Je eher die Ereignisse für den jeweiligen Lebensabschnitt erwartbar und normal sind, also viele Menschen betreffen, desto besser gelingt in der Regel die Anpassung.

Die Auflistung zeigt, dass Stressoren sehr unterschiedlich und vielfältig sein können. Entscheidend für die Bedeutung des Stressors sind die Merkmale, die eine Person dem Stressor zuschreibt.

2.3 Der Einfluss der Person auf die Anpassungsreaktion

Nachdem im Kapitel 2.2 der Einfluss von kritischen Lebensereignissen bzw. Stressoren diskutiert wurde, befasst sich nun dieses Kapitel mit verschiedenen Einflussfaktoren, die vor dem Auftreten des Stressors bzw. die während und nach der Einwirkung des kritischen Lebensereignisses eine Rolle spielen und damit die Entwicklung einer Anpassungsstörung begünstigen oder abwenden können.

2.3.1 Einflussfaktoren vor dem kritischen Lebensereignis

Manchmal ist es von außen betrachtet verwunderlich, welches belastende oder kritische Lebensereignis zur Symptomatik einer Anpassungsstörung führt – was z.B. mit der oben beschriebenen Bedeutung der individuellen Bewertung zu tun haben kann. Es kann jedoch auch ein anderer Mechanismus greifen: Einzelne, im Lebensfluss vorausgehende Stressoren (z.B. Geburt von Zwillingen) und Stressorfolgen (z.B. längere Elternzeit der Mutter, nicht zum Lebensentwurf passende, eher klassische Rollenteilung) können die Disposition für eine psychische Störung erhöhen, ohne dass sich bereits eine störungswertige Symptomatik entwickelt hat. Somit kann die Schwelle zur Auslösung einer Anpassungsstörung sinken und ein einzelner, selbst wenig schwerwiegender Stressor (z.B. zweiwöchige berufsbedingte Abwesenheit des Ehepartners) kann „das Fass zum Überlaufen bringen" und die Symptomatik einer Anpassungsstörung auslösen.

Bei den Stressoren, die Anpassungsstörungen vorausgehen, handelt es sich meist um belastende oder kritische Lebensereignisse (vgl. Kapitel 2.2), auf die viele Menschen *nicht* mit einer krankheitswertigen Anpassungsreaktion reagieren. Es muss also neben dem Stressor andere Einflussfaktoren geben, die über die Entwicklung einer störungswertigen Symptomatik entscheiden. Im Folgenden werden Einflussfaktoren beschrieben, die vor dem Auftreten des Stressors eine Rolle spielen.

Die vorbestehenden Einflussfaktoren lassen sich nach körperlichen, psychischen, kognitiven („die gedankliche Verarbeitung betreffende"), biografischen und sozialen Faktoren gliedern. Je nachdem, ob sie die Entwicklung einer Anpassungsstörung wahrscheinlicher machen oder verhindern helfen, werden sie in Risiko- bzw. Schutzfaktoren unterteilt.

Körperliche Faktoren

Körperliche Störungen und Erkrankungen, v.a. im Alter, stellen einen Risikofaktor für die Entwicklung einer Anpassungsstörung dar. Es gibt Personen, die konstitutionell bedingt bei Stressbelastung zu überschießenden körperlichen Reaktionen tendieren. Werden diese Personen mit Stressreizen konfrontiert, aktiviert ihr Organismus besonders schnell alle Notfallfunktionen, um den Organismus in eine erhöhte Handlungsbereitschaft zu versetzen: Puls und Blutdruck steigen an und der Blutzuckerspiegel steigt, um rasch Energie verfügbar zu haben. Personen mit dieser Neigung, einem erhöhten Sympathikotonus, können anfälliger (vulnerabler) für Anpassungsstörungen sein. Außerdem wird im Rahmen von Anpassungsstörungen extreme Erschöpfung als Risikofaktor diskutiert. Körperliche Fitness hingegen gilt als Schutzfaktor bei einem schwerwiegenden Lebensereignis.

Psychische Faktoren

Eine emotionale Instabilität, ein geringes Selbstvertrauen sowie vorbestehende auffällige Persönlichkeitszüge stellen Risikofaktoren für Anpassungsstörungen dar. Die Fähigkeit, negative Emotionen gut selbst regulieren zu können, gilt als Schutzfaktor, ebenso ein gutes Selbstwertgefühl und Ich-Stärke. Dabei setzt sich Ich-Stärke aus den drei Komponenten (1) Glaube an die Wichtigkeit der eigenen Person, (2) Überzeugungen, den Verlauf durch eigene Handlungen beeinflussen und kontrollieren zu können und (3) Bewertung eines Stressors als Herausforderung und nicht als Bedrohung (vgl. erste Bewertung in Kapitel 2.1) zusammen. Die Verfügbarkeit eines breiten und flexiblen Repertoires an Bewältigungsstrategien (Copingfertigkeiten) stellt ebenfalls einen Schutzfaktor dar. Unter Copingfertigkeiten fällt z. B. die Fähigkeit, sich emotionale oder konkrete tatkräftige Hilfe suchen zu können, oder auch die Fähigkeit, krisenhaften Ereignissen auch eine positive Bedeutung verleihen zu können.

Kognitive Faktoren

Als Risikofaktor wird die Neigung zu katastrophisierenden („Das ist das Allerschlimmste, was überhaupt hätte passieren können.“) oder Schwarz-Weiß-Bewertungsmustern („Manche stehen im Licht, andere im Schatten – ich gehöre zu denen, die grundsätzlich im Schatten stehen.“) gewertet. Personen, die dazu neigen, negative Ereignisse sich selbst zuzuschreiben („Ich bin ja selbst schuld, dass ich die Autobahn gewählt habe und in diesen Unfall verwickelt wurde.“) tragen ebenfalls ein höheres Risiko für die Entwicklung von störungswertiger Symptomatik als solche, die auch äußere Faktoren verantwortlich machen („Das ist jetzt ein ganz unglücklicher Zufall, für den ich nichts kann!“). Ausgeprägte Kommunikationsfähigkeiten gelten als Schutzfaktor.

Soziale Faktoren

Bei den sozialen Faktoren wird neben finanziellen Schwierigkeiten (Armut) vor allem soziale Unterstützung (geliebt zu werden, Hilfe zu erhalten, viele Freunde und Kontakte zu haben) als entscheidend angesehen. Soziale Unterstützung wirkt sich positiv sowohl vor, während als auch nach einem kritischen Lebensereignis aus.

Soziale Unterstützung

Unter sozialer Unterstützung versteht man die Wahrnehmung oder die (tatsächliche) Erfahrung, dass man geliebt, von anderen umsorgt und geschätzt wird. Man ist Teil eines sozialen Netzwerks, das wechselseitigen Rückhalt und Beistand gewährt. Es gilt als zentrales menschliches Bedürfnis, im Geleit von langjährigen Vertrauten durch die Widrigkeiten des Lebens zu gehen, und sich mit einem stabilen Kreis sozialer Beziehungen zu umgeben.

Je unterschiedlicher und mannigfaltiger das Netzwerk dabei zusammengesetzt ist, desto wahrscheinlicher ist es, für ganz unterschiedliche Krisensituationen und zu bewältigende Aufgaben hilfreiche Ansprechpartner zur Verfügung zu haben.

Soziale Unterstützung kann dabei ganz unterschiedliche Facetten haben – sie kann emotional sein, sich in Zuwendung und Fürsorge äußern und dazu dienen, sich als Person wertgeschätzt und verstanden zu fühlen. Sie kann durch Übermittlung von Informationen gewährt werden und so dazu beitragen, den eigenen Wissensstand zu erweitern und damit in die Lage versetzt zu werden, die Situation und nötige nächste Schritte treffend einschätzen zu können. Und soziale Unterstützung kann konkret tatkräftig sein – und beispielsweise materielle Unterstützung umfassen – und so fehlende Ressourcen (vorübergehend) ausgleichen.

Wichtig bei sozialer Unterstützung sind nicht die „objektiven Verhältnisse“, also etwa die Größe des sozialen Netzes gemessen in Köpfen, sondern vielmehr die subjektive Bewertung dieser sozialen Unterstützung: Soziale Unterstützung wirkt nur dann, wenn sie auch als solche wahrgenommen wird.

Biografie und frühere Erfahrungen

Eine Vorgeschichte mit psychischen Störungen und psychische Störungen innerhalb der Herkunftsfamilie erhöhen das Risiko für die Entwicklung einer Belastungsstörung – und hierzu zählen Anpassungsstörungen. Doch muss beachtet werden, dass bei entsprechenden Vorerfahrungen die sich entwickelnde Symptomatik nach einem kritischen Lebensereignis schwerwiegender als die einer Anpassungsstörung sein kann – und eher beispielsweise als depressive Episode klassifiziert wird. Frühere Traumatisierungen, insbesondere sexualisierte Gewalt, aber auch nicht traumatische, belastende Ereignisse in der Kindheit (z.B. zerrütteter familiärer Zusammenhalt) gelten als Risikofaktoren für (u.a.) Anpassungsstörungen. Manchmal ähnelt ein aktueller Stressor früheren Erfahrungen – dann kann es sein, dass die Symptomatik einer Anpassungsstörung eine Reaktivierung früherer Erfahrungen darstellt. Die Symptomatik ist dann zum einen Teil durch den aktuellen Stressor, zu einem anderen Teil aber auch durch den weiter zurückliegenden lebensgeschichtlichen Stressor bedingt.

Die Erfahrung, im bisherigen Leben schwierige Situationen gut bewältigt zu haben, kann in Bezug auf Anpassungsstörungen als Schutzfaktor bewertet werden.

2.3.2 Einflussfaktoren während und nach dem kritischen Lebensereignis

Bei allen Belastungsstörungen, zu denen ja auch die Anpassungsstörungen zählen, sind wie beschrieben die Art des Stressors sowie die Bewertungsprozesse durch die betroffene Person maßgeblich. Auch während der Einwirkung des belastenden oder kritischen Lebensereignisses kommt einigen der im Kapitel 2.3.1 genannten Risiko- und Schutzfaktoren eine wichtige Rolle zu. Vor allem Annahmen zur Verursachung (günstig wäre z.B. die Annahme: „höhere Gewalt“) und die wahrgenommene Selbstwirksamkeit sind von wichtiger Bedeutung für die Frage der Ausbildung einer störungswertigen Symptomatik. Mit Selbstwirksamkeit ist der Glaube an die eigenen Fähigkeiten und Möglichkeiten gemeint (günstig wäre z.B. die Überzeugung: „Ich habe der Situation was entgegenzuhalten."). Neben diesen kognitiven Faktoren kommt auch während der Einwirkung des belastenden oder kritischen Lebensereignisses der wahrgenommenen sozialen Unterstützung eine entscheidende Rolle zu: Fehlende soziale Unterstützung während des Ereignisses erhöht das Risiko einer Anpassungsstörung. Die Möglichkeit, auf jemanden zurückgreifen zu können, verringert die wahrgenommene Bedrohung durch den Stressor und stärkt die wahrgenommenen Bewältigungsmöglichkeiten.

Als *Risikofaktor* für eine Anpassungsstörung gilt ein vermeidender Bewältigungsstil: Die betroffene Person versucht, sich abzulenken, und vermeidet die Beschäftigung mit den Schwierigkeiten, die der Stressor mit sich gebracht hat.

Beispiel: Vermeidender Bewältigungsstil

Durch die plötzlich eingetretene Arbeitslosigkeit des Partners ist die wirtschaftliche Lage der Familie angespannt. Ein vermeidender Bewältigungsstil könnte sein, den Lebensstandard exakt beizubehalten (kurzfristig positiv) und dabei auszublenden, dass das Konto bereits lange vor Monatsende überzogen ist (mittel- und langfristig negativ). Auch eine rational von außen betrachtet unzutreffende/überzogene eigene Schuldzuweisung am vorangehenden Stressor (z.B. „Ich hätte niemals in dieser Firma anfangen dürfen zu arbeiten. Meine Schuld!") stellt einen Risikofaktor dar.

Einen *Schutzfaktor* für die Entwicklung der krankheitswertigen Symptomatik einer Anpassungsstörung stellt die bereits mehrfach erwähnte soziale Unterstützung dar. „Disclosure", das Reden über das belastende Ereignis, gilt als gesundheitsförderlicher Faktor. Der Besuch einer Selbsthilfegruppe, beispielsweise für Betroffene der gleichen körperlichen Erkrankung, kann sowohl unter dem Aspekt der dort verfügbaren sozialen Unterstützung (z.B. Erhalt relevanter Informationen aus der Betroffenenperspektive, Erleben von emotionaler Unterstützung) als auch unter dem Aspekt des Redenkönnens über die Belastungen, die die Erkrankung mit sich bringt, als prinzipiell gesundheitsförderlich bewertet werden.

Menschen, denen es gelingt, dem Geschehenen einen Sinn oder eine subjektive Bedeutung zu verleihen, verfügen ebenfalls über einen bedeutsamen Schutzfaktor.

Beispiel: Auseinandersetzung mit der Krankheit

Eine an Multiple Sklerose erkrankte 42-jährige Frau hat durch die Auseinandersetzung mit ihrer Erkrankung erkannt, was in ihrem Leben und in ihrem Alltag wirklich bedeutsam ist. Sie hat die Weichen in ihrem Leben neu gestellt und steht der Tatsache, „wachgerüttelt" worden zu sein, durchaus dankbar gegenüber. Die Auseinandersetzung mit der Erkrankung hat bei ihr zu einer persönlichen Reifung geführt.

Sinngebung als Stärke – die Parabel von den drei Steinmetzen (nach Roberto Assagioli, ital. Arzt, 1888–1974; vgl. Remen, 2001)

Der Besucher eines Ortes, an dem eine mittelalterliche Kathedrale gebaut wurde, fragte einen Steinmetz, was er tue. „Siehst du das nicht", antwortete dieser missmutig, „ich behaue Steine", womit er seinen Widerwillen gegen die Arbeit zeigte, die er als unerfreulich und wertlos ansah. Der Besucher ging weiter und stellte die gleiche Frage einem anderen Steinmetz. „Ich verdiene meinen Lebensunterhalt für mich und meine Familie", antwortete der Arbeiter in einem Gleichmut, der eine gewisse Befriedigung ausdrückte. Schließlich hielt der Besucher bei einem dritten Steinmetz an und fragte ihn: „Und was tust du?" Dieser dritte Steinmetz antwortete freudig: „Ich baue eine Kathedrale." Er hatte die Bedeutung und den Sinn seiner Arbeit erfasst; er war sich bewusst, dass seine bescheidene Arbeit so notwendig war, wie die des Architekten und in einem gewissen Sinne den gleichen Wert hatte. Daher führte er seine Arbeit nicht nur bereitwillig, sondern mit Enthusiasmus aus.

In der öffentlichen Auseinandersetzung mit der Frage, was Menschen widerstandsfähig gegen Stress macht, hat der Begriff der Resilienz zunehmende Verbreitung gefunden und soll daher im Folgenden kurz skizziert werden.

2.3.3 Resilienz

Ursprünglich wurde mit Resilienz die Fähigkeit elastischen Materials beschrieben, immer wieder zur ursprünglichen Form zurückzukehren. In unserem Fall ist mit Resilienz eine menschliche Fähigkeit gemeint, im Alltagsstress, wie z. B. nach kritischen Lebensereignissen und bedeutsamen Lebensveränderungen, wieder rasch in einen seelischen Normalzustand zurückfinden zu können. Dabei spielt ein Bündel an persönlichen Schutzfaktoren (z.B. personale Faktoren, Umwelteinflüsse) eine wichtige Rolle. Resilienz ist eine Art seelischer Schutzschirm, der Menschen gegenüber Belastungen widerstandsfähiger und robuster macht, der sie befähigt, Krisen zu bewältigen. Wissenschaftliche Studien haben gezeigt, dass Resilienz situationsspezifisch ist, d.h. Menschen sind gegenüber dem einen Stressor resilienter, gegenüber einem anderen Stressor dagegen weniger resilient. Studien haben auch gezeigt, dass Resilienz erlernbar bzw. trainierbar ist: Jeder Mensch kann lernen, seine eigene Resilienz (psychische Widerstandfähigkeit) zu stärken (vgl. Kasten).

Zehn Wege zur Entwicklung von Resilienz (in Anlehnung an APA, 2008)

1. Bemühen Sie sich um soziale Beziehungen.
2. Betrachten Sie Krisen als überwindbare Probleme.
3. Akzeptieren Sie, dass Veränderung Teil des Lebens ist.
4. Streben Sie danach, Ihre Ziele zu erreichen.
5. Entschließen Sie sich zum Handeln.
6. Suchen Sie nach Möglichkeiten, „um sich selbst zu finden“.
7. Fördern Sie ein positives Selbstbild.
8. Betrachten Sie Situationen nüchtern.
9. Behalten Sie eine optimistische Erwartungshaltung bei.
10. Sorgen Sie für sich selbst.

3 Was kann man gegen Anpassungsstörungen tun? – Behandlungsmöglichkeiten

In diesem Kapitel finden Sie mögliche Hilfestellungen, um den Prozess der Anpassung an das kritische Lebensereignis oder die Lebensveränderung zu unterstützen und mitzugestalten und damit das Ausmaß des persönlich erlebten Leids zu vermindern. Dabei wird auf Möglichkeiten, sich selbst zu helfen (vgl. Kapitel 3.1), auf Unterstützungsmöglichkeiten durch den behandelnden Hausarzt (vgl. Kapitel 3.2) sowie den möglichen positiven Einfluss von Lebenspartnern und Angehörigen (vgl. Kapitel 3.4) eingegangen. Der medikamentösen Behandlung von Symptomen einer Anpassungsstörung (vgl. Kapitel 3.5) sollte eine untergeordnete Rolle zukommen, da dafür in der Regel eine klare Indikation fehlt. Das Kapitel gibt zudem einen Überblick über wirksame psychotherapeutische Angebote und die Zugangswege zu einer psychotherapeutischen Behandlung (vgl. Kapitel 3.3).

3.1 Möglichkeiten, sich selbst zu helfen

In diesem Kapitel finden Sie Anregungen, wie Sie selbst Einfluss auf den eigenen Anpassungsprozess an das belastende Lebensereignis oder die Lebensveränderung nehmen können. Dabei handelt es sich um Möglichkeiten, sich selbstwirksam zu erleben, also in die Lage zu kommen, eigene Ziele (z. B. „Es möge mir endlich wieder besser gehen!“) durch das eigene Verhalten beeinflussen zu können.

Alle dargestellten Möglichkeiten haben sich in der Praxis bewährt, was nicht heißt, dass jede Anregung für jeden Menschen in jeder Situation gleichermaßen geeignet ist.

Seien Sie mutig und probieren Sie das eine oder andere einmal aus. Geben Sie auch Ungewohntem eine Chance und vertrauen Sie auf Ihr „Bauchgefühl“, Passendes auszuwählen und weniger Passendes zu überspringen.

Die folgenden Abschnitte bauen aufeinander auf: Es geht zunächst um eine grundlegende Einstellung zum Anpassungsprozess sowie um das Schaffen von günstigen Rahmenbedingungen. Anschließend geht es um Möglichkeiten, depressive oder ängstliche Symptome positiv zu beeinflussen. Der Bedeutung des belastenden Lebensereignisses oder der Lebensveränderung für die eigene Biografie und der Entwicklung neuer Perspektiven widmen sich zwei weitere Abschnitte.

Tabelle 2 gibt einen Überblick über die beschriebenen Selbsthilfemöglichkeiten.

Tabelle 2: Möglichkeiten, sich selbst zu helfen

Sich selbst Zeit geben (vgl. Kapitel 3.1.1)	• Förderung von Achtsamkeit • Imaginationsübungen • Routine in den Alltag bringen • Sich selbst liebevoll versorgen
Günstige Rahmenbedingungen schaffen (vgl. Kapitel 3.1.2)	• Suchen eines Paten, der den Anpassungsprozess begleitet • Am Stressor selbst ansetzen • Soziale Unterstützung aktivieren • Selbsthilfegruppen • Bereits bewältigte Anpassungen – was hat in der Vergangenheit geholfen?
An den Symptomen ansetzen (vgl. Kapitel 3.1.3)	• Symptome verstehen – das Teufelskreismodell • Positive Aktivitäten einplanen • Sich schwierigen Situationen schrittweise stellen • Positivtagebuch führen • Leidbringendes Denken erkennen und verändern • Positive Gedanken „trainieren“ • Progressive Muskelentspannung • Günstige Schlafgewohnheiten entwickeln
Einbettung des Ereignisses in die eigene Biografie (vgl. Kapitel 3.1.4)	• Abschiedsritual • Den „Ressourcen-Blick“ einnehmen
Entwicklung neuer Perspektiven (vgl. Kapitel 3.1.5)	• Der Blick zurück – in sieben Jahren

3.1.1 Sich selbst Zeit geben

Anpassungsstörungen haben eine gute Prognose – häufig bildet sich die Symptomatik nach einiger Zeit zurück, ohne dass es einer besonderen Intervention bedarf.

Die heutige Zeit ist – unter anderem – dadurch gekennzeichnet, dass Vieles ohne viel Wartezeit zu bewältigen ist – ein gewünschter Gegenstand lässt sich über Nacht bestellen, ein entferntes Ziel mithilfe eines Flugzeugs umgehend erreichen, statt mit Briefen lässt sich blitzschnell über elektronische Medien kommunizieren. Viele sind in der Optimierung (und somit häufig Beschleunigung) von Prozessen geübt und meistens wird schnelleres Funktionieren auch belohnt.

Für die Überwindung einer Anpassungsstörung ist jedoch noch anderes wichtig, nämlich, sich die Erlaubnis zu geben, dass Körper und Seele Zeit brauchen dürfen, um das kritische Lebensereignis oder die Lebensveränderung zu verdauen. Körper und Seele benötigen Zeit für einen Übergang. Es braucht die Bereitschaft, zumindest in dieser Anpassungszeit den eigenen Wert nicht nur am Grad des eigenen Funktionierens bzw. der eigenen Leistungsfähigkeit zu messen. Es braucht auch die Akzeptanz der Tatsache, dass sich Anpassungsprozesse nicht unbegrenzt willentlich forcieren und dadurch beschleunigen lassen. Vergleichbar mit einer Schneekugel, die, einmal aufgeschüttelt, ihre Zeit benötigt, bis die kleinen Flocken wieder zum Boden abgesunken sind.

Die nun folgenden Anregungen können dazu beitragen, den Prozess des Sich-Zeit-Gebens zu erleichtern.

Förderung von Achtsamkeit

Wirkliches Leben erfahren wir nur im Hier und Jetzt.
Die Vergangenheit ist schon vorüber, und die Zukunft ist noch nicht da.
Nur im gegenwärtigen Moment können wir das Leben wirklich berühren.

(Thích Nhất Hạnh)

Die Schulung von Achtsamkeit ist ein wirksames Mittel zur Förderung und Wiedererlangung psychischer Gesundheit. Achtsamkeit lässt sich beschreiben als ein annehmendes Beobachten dessen, was gerade, zum gegenwärtigen Zeitpunkt, ist. Das beinhaltet sowohl das Beobachten der äußeren Wahrnehmung (z. B. „Ah, da höre ich Schritte vor der Tür."), als auch das Beobachten der inneren Wahrnehmung und darauffolgenden Bewertung (z. B. „Ah, ich denke darüber nach, wer das wohl sein könnte.", „Ich ärgere mich über das laute Geräusch."). Es geht um das Beobachten und anschließende wieder Loslassen von äußeren und inneren Wahrnehmungen (und Bewertungen), ohne daran anzuhaften.

Achtsamkeit hat seine Wurzeln im Buddhismus, hier ist Meditation der Weg, um die Qualität der Achtsamkeit zu schulen. In jeder Religion finden sich Übungen zur Achtsamkeit. Die moderne Psychologie hat Übungen losgelöst von religiös-meditativer Praxis entwickelt, um zu größerer Achtsamkeit zu gelangen.

Doch wozu dient Achtsamkeit?

- Achtsamkeit hilft, eigene Emotionen besser wahrnehmen zu können.
- Sie hilft, Distanz zu den automatisch ablaufenden inneren Prozessen zu entwickeln.
- Achtsamkeit trägt dazu bei, eine annehmende Haltung zu sich selbst und der Welt zu gewinnen.

Beispiel: Förderung von Achtsamkeit

Im obigen Beispiel könnte sich nach dem „Ärger über das laute Geräusch" eine Gedankenspirale über die zunehmende Rücksichtslosigkeit in der Gesellschaft anschließen, mit der dazu passenden emotionalen Tönung. Achtsamkeit würde hier bedeuten, den Sprung von der Wahrnehmung („Schritte vor der Tür.") in die Bewertung („Zu laut!") und die Verallgemeinerung („Zunehmende Rücksichtslosigkeit der Gesellschaft.") zu registrieren. Allein die Registrierung, dieser „Blick von außen", bietet Entscheidungsspielräume, nämlich den inneren Prozessen zu folgen oder auszusteigen.

Arbeitsblatt 1 (vgl. Anhang, S. 81) enthält eine Achtsamkeitsübung für den täglichen Gebrauch (in Anlehnung an Bohus, in Vorb.). Zu Beginn ist es sicher hilfreich, sich die Instruktion für die Atembeobachtung vorlesen zu lassen. Sie werden jedoch rasch merken, dass Sie später keine äußere Instruktion mehr benötigen. Planen Sie für die Übung ein Zeitfenster von fünf Minuten ein.

Hinweis: Das Auftreten zahlreicher Gedanken oder Empfindungen während der Durchführung der Achtsamkeitsübung ist kein Zeichen von Misserfolg oder Scheitern. Jeder auftretende Gedanke bzw. jedes auftretende Gefühl bietet eine Übungsmöglichkeit, zur Achtsamkeit zurückzukehren.

Imaginationsübungen

Imaginationsübungen oder auch Fantasiereisen sind bewährte Hilfestellungen in der Behandlung von Belastungsstörungen. Es sind Möglichkeiten, um sich immer wieder selbst eine Pause von individuellen Belastungen, vielleicht auch eine Oase des Wohlfühlens, zu verschaffen. Beispielhaft sei hier die „Übung des inneren sicheren Ortes" genannt. Wenn es für Sie passender erscheint, können Sie die Bezeichnung „innerer sicherer Ort" auch durch „innerer Wohlfühlort" oder „Ort von Kraft und Ruhe" ersetzen.

Sowohl auf verschiedenen Plattformen im Internet als auch in Form von Audio-CDs oder anderen Tonträgern lassen sich zahlreiche Aufnahmen der Übung des inneren sicheren Ortes finden. Sie können für die Durchführung der Übung aber auch Arbeitsblatt 2 im Anhang nutzen. Für den Anfang ist es häufig hilfreich, sich die Instruktion vorlesen zu lassen. Ist man mit der Zeit geübter, kann man sich selbst innerlich zum eigenen inneren sicheren Ort führen. Imaginieren, sich also bildlich etwas vorstellen, ist eine Fähigkeit, die gelernt sein will. Sie sollten also das Üben nicht zu schnell aufgeben. Es lohnt sich, es mehrmals zu versuchen.

Arbeitsblatt 2 (vgl. Anhang, S. 82/83) enthält eine Instruktion für die „Übung des inneren sicheren Ortes" (in Anlehnung an Reddemann, 2016).

Routine in den Alltag bringen

Routinen strukturieren den Alltag und können Sicherheit geben, weil in ihnen festgelegt ist, wie Prozesse ablaufen: Die Zeit vom Aufstehen bis zum Schul- bzw. Arbeitsweg einer vielköpfigen Familie, das Erledigen von Hausarbeit, die aufwändige Pflege des beeinträchtigten Körpers etc. Es ist entlastend, hierfür ein Procedere entwickelt und etabliert zu haben, welches sich regelhaft wiederholen kann.

Belastende Lebensereignisse oder Lebensveränderungen können bei Betroffenen das Gefühl hervorrufen, nichts sei mehr so wie zuvor. In einem solchen Fall kann es hilfreich sein, sich bewusst den eigenen Alltag zu vergegenwärtigen und nach Abläufen Ausschau zu halten, die unverändert geblieben sind. Das Erkennen, dass viele Abläufe im Alltag von den Belastungen und Veränderungen nicht beeinträchtigt sind, kann dann dem Erleben, nichts ist, wie es war, gegenübergestellt werden.

Hilfreich kann es auch sein, für die veränderten Lebensbedingungen neue Routinen und Rituale zu entwickeln, die ihrerseits wiederum Halt bieten können. Hiermit ist nicht gemeint, sich in starre Korsetts zu pressen. Natürlich müssen Routinen immer wieder überprüft und angepasst werden. In einer Phase des Umbruchs kann es jedoch heilsam sein, sich auf die durchaus konstruktiven, weil entlastenden, Aspekte von „Handlungskonserven“ zu besinnen.

Sich selbst liebevoll versorgen

Würden Sie mit den Augen einer guten Freundin bzw. eines guten Freundes auf sich selbst schauen, jetzt, in dieser Lebenssituation, mit den schwierigen Themen, denen Sie sich ausgesetzt fühlen: Wie würde sich diese gute Freundin oder dieser gute Freund verhalten? Mit welchen Worten würde sie/er Sie bedenken? Was würde sie/er vielleicht konkret durch ihr/sein Verhalten dazu beitragen, um Sie in dieser schwierigen Lebenssituation gut zu versorgen?

Vielleicht würde die Freundin bzw. der Freund Sie an einen schön gedeckten Tisch zum Essen einladen, Ihnen wohl ausgewählte Musik oder ein Buch schenken, eine Massage oder einen Saunabesuch, Sie mit Tee versorgen, während Sie es sich gemütlich machen. Und möglicherweise würde die Freundin bzw. der Freund „fünfe gerade sein“ lassen, wenn Sie gerade selbst nicht so freundlich oder zuverlässig sind, wie man das von Ihnen aus Zeiten, in denen es Ihnen gut geht, kennt.

Sich selbst liebevoll versorgen meint, nicht auf die gute Freundin bzw. den guten Freund zu warten, sondern sich selbst durch kleine Annehmlichkeiten den Alltag erträglicher zu machen. Das macht den erlittenen Verlust, die Krise, die Lebensveränderung nicht wett, aber kann ein kleiner Schritt hin zum Wiedererlangen von mehr Lebensqualität sein.

3.1.2 Günstige Rahmenbedingungen schaffen

Eine weitere Möglichkeit, sich Entlastung zu verschaffen, besteht darin, für günstige Rahmenbedingungen zu sorgen. Im Folgenden werden hierzu einige Ideen vorgestellt.

Suchen eines Paten, der den Weg der Anpassung begleitet

Vielleicht ist es hilfreich, eine gute Freundin oder einen guten Freund explizit zu bitten, den Weg der Anpassung an das kritische Lebensereignis oder die Lebensveränderung zu begleiten. Manchmal ist es für die Umgebung schwierig, zu entscheiden, wie viel ehrliche Einschätzung und Rückmeldung ein Mensch in einer schwierigen Lebenslage vertragen kann. Manche Menschen ziehen sich aus Unsicherheit, vielleicht falsch handeln zu können, von Menschen in Krisensituationen zurück. Daher kann es für beide Seiten entlastend sein, wenn Wünsche und Erwartungen ausgesprochen sind. Möglich wäre es beispielsweise, dass Sie den Paten bitten, sich regelmäßig nach Ihrem Befinden zu erkundigen. Sie können den Paten auch bitten, Ihnen gegebenenfalls eine ehrliche Rückmeldung zu geben, wenn er den Eindruck hat, dass Sie professionelle Unterstützung benötigen.

Der Pate könnte regelmäßig auf dem Weg der Anpassung an die Lebensveränderung oder das kritische Lebensereignis mit Ihnen gemeinsam konkrete Entlastungs- oder Unterstützungsmöglichkeiten erarbeiten. Und Sie könnten den Paten auch bitten, Sie bei der einen oder anderen hier vorgeschlagenen Übung zu begleiten (z. B. Vorlesen einer Imagination).

Am Stressor selbst ansetzen

Anpassungsstörungen können nach der Einwirkung eines Stressors oder auch bei chronischen Stressoren (z. B. Belastung durch einen pflegebedürftigen Elternteil, eigene chronische körperliche Erkrankung, chronischer Partnerschaftskonflikt) auftreten. Dauert die Wirkung des Stressors an, ist es sinnvoll, nach Möglichkeiten zu suchen, die Stressorwirkung direkt zu verändern.

Als Betroffener, zumal mit Symptomen einer Anpassungsstörung, kann der Blick auf Möglichkeiten, am Stressor selbst anzusetzen, getrübt sein. Der

Einbezug von Außenstehenden (z. B. Freunde, Hausarzt) kann hier durchaus sinnvoll sein. So wäre in Bezug auf die oben genannten Beispiele zu überlegen, andere Personen in die Betreuung des pflegebedürftigen Elternteils einzubeziehen oder die Auswirkungen einer chronischen körperlichen Krankheit am Arbeitsplatz durch die Inanspruchnahme von Leistungen des Integrationsfachdienstes zu lindern. Integrationsfachdienste sind in der Trägerschaft freier, gemeinnütziger Vereine. Sie haben die Aufgabe, Menschen mit Beeinträchtigungen oder Behinderungen in Belangen der Berufstätigkeit zu unterstützen.

Soziale Unterstützung aktivieren

Der Unterstützung durch wichtige persönliche Bezugspersonen kommt im Prozess der Anpassung an ein belastendes Lebensereignis oder eine Lebensveränderung eine wichtige Rolle zu. Fragen Sie sich:

- Wie erlebe ich die Unterstützung meiner Bezugspersonen?
- Wie sieht die Unterstützung der anderen aus? Gibt es Menschen, die mich emotional unterstützen, mir beistehen? Gibt es Menschen, die mir tatkräftig unter die Arme greifen und mich z. B. bei Erledigungen, im Haushalt, bei Behördengängen oder finanziell unterstützen können? Gibt es Menschen, die mir mit ihrem Fachwissen, mit wichtigen Informationen meine derzeitige Situation betreffend weiterhelfen können?
- Wo gibt es Menschen, die mich unterstützen könnten, an die ich noch gar nicht gedacht habe?
- Wo gibt es noch Potenzial für Unterstützung, das ich aufgrund von Konflikten mit diesen Personen derzeit aber nicht abrufen kann? Gibt es eine realistische Chance, diese Konflikte anzugehen und reichen hierfür meine Kräfte?

Eine weitere Möglichkeit, soziale Unterstützung zu aktivieren, kann darin bestehen, eine geeignete Selbsthilfegruppe aufzusuchen.

Selbsthilfegruppen

Selbsthilfegruppen sind Zusammenschlüsse von Menschen, die ein ähnliches Problem oder Anliegen haben und gemeinsam etwas dagegen oder dafür unternehmen möchten. Es gibt Selbsthilfegruppen zu einer Vielzahl von medizinischen oder psychologischen Themenstellungen (z. B. zum Umgang mit chronischen Krankheiten, mit Lebenskrisen, mit belastenden sozialen Situationen, zum Leben mit einer Behinderung oder zum Umgang mit Trauer und Tod).

Betroffene können in Selbsthilfegruppen soziale Unterstützung erhalten: Selbsthilfegruppen ermöglichen Ansprache, Austausch und soziale Kontakte mit Menschen, die sich ähnlichen Problemen und Anliegen gegenübersehen. Zudem können in Selbsthilfegruppen relevante Informationen ausgetauscht und weitergegeben werden. Einzelne Mitglieder können sich tatkräftig gegenseitig unterstützen.

Auf der Webseite der Nationalen Kontakt- und Informationsstelle zur Anregung und Unterstützung von Selbsthilfegruppen sowie auf der Webseite der Deutschen Arbeitsgemeinschaft Selbsthilfegruppen erhalten Sie Hinweise, wo geeignete Selbsthilfegruppen zu finden sind[2].

Bereits bewältigte Anpassungen – was hat Ihnen in der Vergangenheit geholfen?

Jedes schwierige Lebensereignis oder jede Lebensveränderung ist anders. Es kann daher gut sein, dass man beim Versuch, die neue Situation zu bewältigen bzw. den Stressor zu verarbeiten, den Eindruck hat, einer völlig neuen Situation ausgeliefert zu sein, einer Situation, für die man kein geeignetes Handwerkszeug hat bzw. der man hilflos gegenübersteht. Es entsteht der Eindruck, nur wenig passende Möglichkeiten zu haben, der Krise, dem Verlust bzw. der körperlichen Beeinträchtigung konstruktiv begegnen zu können, geschweige denn wieder an eine Phase größeren Wohlbefindens anknüpfen zu können.

Dennoch – in der Biografie der allermeisten Menschen finden sich bewältigte Krisen sowie Anpassungen, die gelungen sind. Auch wenn sich die Anlässe nicht ähneln mögen, es kann sich lohnen, bereits bewältigte Anpassungen näher zu betrachten: Was genau hat Ihnen in der damaligen Situation bei der Bewältigung geholfen?

Die Frage, ob die entsprechende Hilfestellung oder die Ressource auch jetzt helfen können, sollte zunächst hintenangestellt werden. In einem ersten Schritt geht es lediglich um eine Sammlung der früher wirksamen Hilfestellungen. Erst in einem zweiten Schritt kann sich die Bewertung anschließen,

2 vgl. https://www.nakos.de sowie https://www.dag-shg.de

ob aus der so entstandenen Sammlung Ideen abgeleitet werden können, was genau auch in der aktuellen Anpassungssituation weiterhelfen könnte.

> **Beispiel: Frau K.**
>
> Frau K. erinnert sich, dass die Zeit nach der Geburt ihrer Zwillinge für sie eine krisenhafte Zeit war, die sie an ihre eigenen Grenzen (und darüber hinaus) gebracht hat. Freunde und Nachbarn organisierten damals einen Mittagessen-Service: Abwechselnd stellten sie an mehreren Tagen in der Woche einen Korb mit warmem Essen vor die Tür. Es war Frau K. nicht leichtgefallen, diese Unterstützung anzunehmen, aber rückblickend war die Kombination aus umsorgt werden und tatsächlicher Zeitersparnis sehr wertvoll für sie. Heute, viele Jahre später, ist sie nach einer chemotherapeutischen Behandlung ihrer Krebserkrankung chronisch erschöpft und fühlt sich außerstande, ihren Haushaltspflichten wie gewohnt nachzukommen. Angeregt durch die Erinnerung, wie entlastend damals das Abgeben einer Aufgabe an andere für sie war, denkt sie darüber nach, sich Unterstützung durch eine Haushaltshilfe zu suchen.

3.1.3 An den Symptomen ansetzen

Im Folgenden werden einige hilfreiche Methoden vorgestellt, die an den Symptomen selbst ansetzen. Um die Übungen besser einordnen zu können, ist es hilfreich, sich zunächst noch einmal das Teufelskreismodell näher anzusehen.

Symptome verstehen – das Teufelskreismodell

In Kapitel 2.1 wurde bereits anhand des Teufelskreismodells erklärt, wie sich die depressive Symptomatik einer Anpassungsstörung aufschaukeln kann. Dieses macht deutlich, dass unser Befinden mit unseren Gedanken, unseren Gefühlen, unserem körperlichen Befinden sowie unserem Verhalten zusammenhängt und dass sich diese vier Bereiche gegenseitig beeinflussen. Auch die Verfestigung ängstlicher Symptome lässt sich mit einem (um mehrere Aspekte erweiterten) Teufelskreismodell plausibel erklären (vgl. Abb. 6). Die in Abbildung 6 genannten Aufzählungen beziehen sich auf das anschließend beschriebene Beispiel.

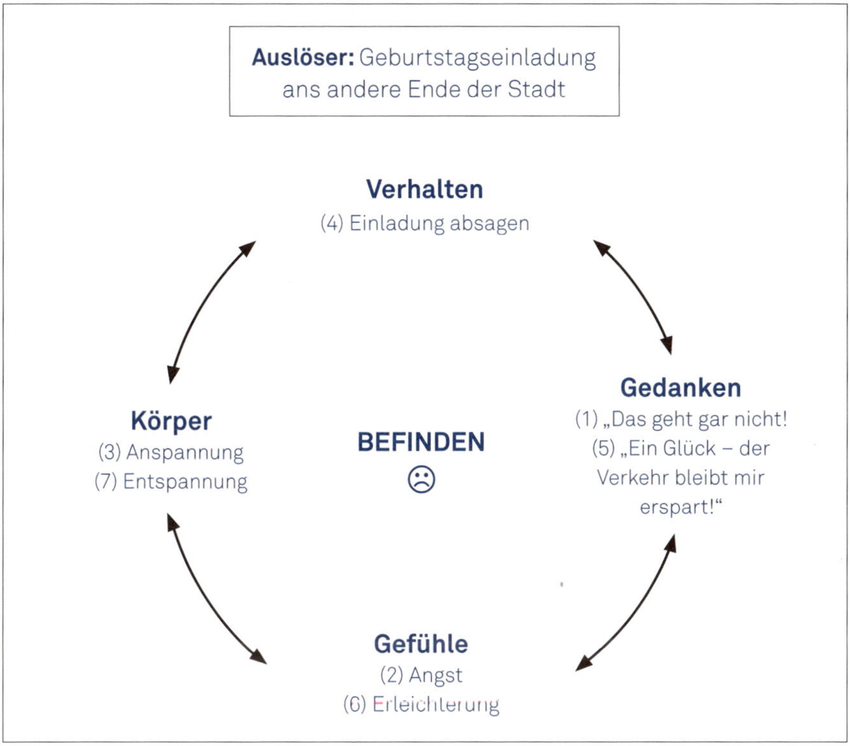

Abbildung 6: Teufelskreismodell (beispielhaft) der ängstlichen Symptomatik einer Anpassungsstörung (Die Nummern geben eine mögliche Reihenfolge an. Selbstverständlich gibt es auch andere Möglichkeiten des Zusammenwirkens der vier Ebenen)

Beispiel: Frau J.

Frau J. war nach einem Verkehrsunfall, den sie unverschuldet als Fußgängerin erlitten hatte, vorübergehend körperlich sehr beeinträchtigt und litt unter verschiedenen Schmerzen. Inzwischen sind die körperlichen Beschwerden deutlich abgeklungen, sie vermeidet dennoch längere Wege zu Fuß und v.a. größere Straßen, aus Angst, sich erneut in Gefahr zu begeben. Eine Geburtstagseinladung am anderen Ende der Stadt löst bei ihr Folgendes aus:

Gedanken: „Das geht gar nicht!", „Da muss ich ja durch die ganze Stadt!"
Gefühle: Angst
Körper: Anspannung, Herzklopfen, Gefühl von Hitze
Verhalten: Frau J. sagt die Einladung ab.
Gedanken: „Ein Glück, jetzt ist mir der Verkehr erspart geblieben."
Gefühle: Erleichterung
Körper: Entspannung

Kurzfristig ist Frau J. für ihre Entscheidung, abzusagen, mit Erleichterung und Entspannung „belohnt" worden. Die Wahrscheinlichkeit, sich bei einer kommenden Herausforderung dem Straßenverkehr zu stellen, sinkt. Langfristig führt dieses Verhalten jedoch zu einer Begrenzung des eigenen Aktionsradius und zu einem Wegfall positiver Erlebnisse.

Tabelle 3 fasst häufige (ängstliche und depressive) Symptome von Anpassungsstörungen zusammen und ordnet ihnen Möglichkeiten der Bewältigung zu. Die direkte Veränderung von Gefühlen ist schwierig, Gefühle verändern sich eher als Konsequenz veränderten Verhaltens und Denkens/Bewertens.

Tabelle 3: Wege aus dem Teufelskreis

	Symptom	Übung
Verhalten	• Rückzug von Freunden und Hobbys, dadurch weniger positive Erlebnisse • Vermeidung schwieriger Situationen	• Positive Aktivitäten einplanen • Sich schwierigen Situationen schrittweise stellen
Gedanken	• Grübeleien, Selbstzweifel, Katastrophengedanken	• Positivtagebuch führen • Leidbringende Bewertungen erkennen und verändern
Körper	• Anspannung • Gestörter Schlaf	• Progressive Muskelentspannung • Günstige Schlafgewohnheiten entwickeln

Setzt man an den Ebenen Verhalten, Gedanken und Körper an, macht man sich die enge Verbindung zunutze, die zwischen Verhalten, Gedanken, Gefühlen und Körper besteht. Dadurch kann der Teufelskreis umgekehrt werden (vgl. Abb. 7).

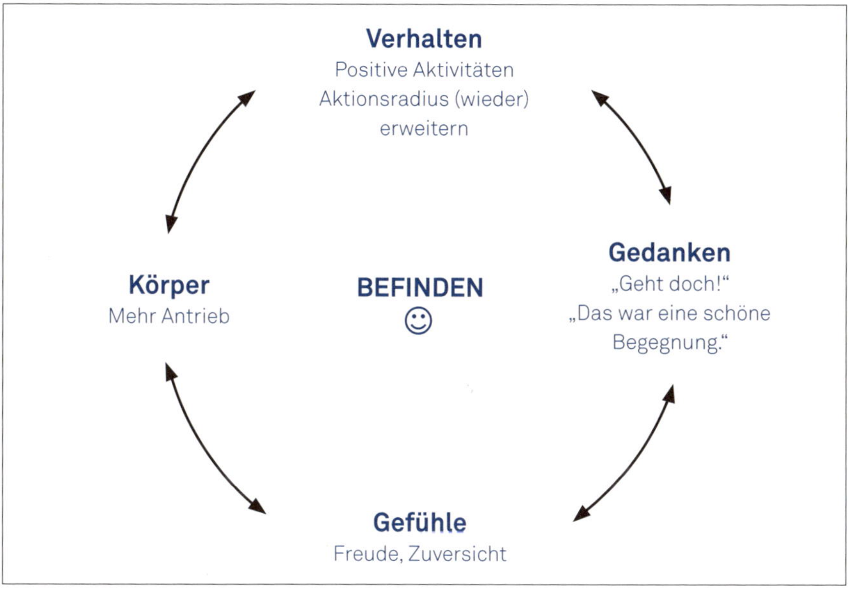

Abbildung 7: Umkehrung des Teufelskreises (beispielhaft)

Positive Aktivitäten einplanen

Fühlen wir uns niedergeschlagen, fällt uns das Handeln oft schwer. Die Lust auf soziale Kontakte, Sport zu treiben oder unseren Haushalt in Schuss zu halten, hält sich in engen Grenzen. Wir befinden uns in der Klemme: Bevor wir uns nicht aufraffen, etwas zu tun, wird es uns kaum besser gehen. Und gleichzeitig haben wir keine Lust, uns aufzuraffen, bevor es uns besser geht. Vielleicht sind wir ganz entschieden, mit etwas anzufangen, sobald es uns nur erst besser geht. Da wir erfahrungsgemäß unser Verhalten eher steuern können als unsere Gefühle, ist es sinnvoll, hier anzusetzen. Denn darauf zu warten, bis es uns gefühlsmäßig besser geht, kann vielleicht sehr lange dauern.

Häufig zeichnen sich die Tage von Menschen mit einer depressiven Symptomatik entweder durch generell wenige Aktivitäten aus oder aber sie sind vollgestopft mit unangenehmen Tätigkeiten. Wichtig ist es, wieder angenehme Aktivitäten in den Alltag einzubauen – und zwar an jedem Tag. Das können ganz unspektakuläre Kleinigkeiten sein, wie sich z. B. mit einer Tasse Tee und einer Zeitung für eine Viertelstunde in die Sonne zu setzen oder mit voller Aufmerksamkeit einem Musikstück zu lauschen.

Vielleicht haben Sie auch den Eindruck, als gäbe es keine Aktivitäten mehr, die Ihnen Freude bereiten würden. In einem solchen Fall ist es gut, sich an Aktivitäten zu erinnern bzw. auf Aktivitäten zurückzugreifen, die Ihnen vor dem kritischen Lebensereignis oder der Lebensveränderung angenehm waren bzw. denen Sie nachgegangen sind (vgl. hierzu auch Arbeitsblatt 3).

> Arbeitsblatt 3 (vgl. Anhang, S. 84/85) enthält eine Liste angenehmer Tätigkeiten (in Anlehnung an Zwick & Hautzinger, 2018). Dieser Liste können Sie Anregungen für angenehme Tätigkeiten entnehmen.

Sich schwierigen Situationen schrittweise stellen

Vermeidungsverhalten, wie in obigem Beispiel das Vermeiden längerer Wege zu Fuß und größerer Straßen, ist ein mögliches Symptom einer Anpassungsstörung, das durch kurzfristig positive Konsequenzen (z. B. keine Angst haben müssen) aufrechterhalten wird. Weil es langfristig aber zu negativen Konsequenzen führt (z. B. nur noch eingeschränkt soziale Kontakte pflegen können), muss eigenes Vermeidungsverhalten abgebaut werden. Es ist wichtig, die Erfahrung zu machen, dass Ängste auch in schwierigen Situationen wieder nachlassen können. Dazu ist es nötig, sich in den Übungssituationen nicht abzulenken (z. B. Musikhören, Unterhaltung führen etc.), sondern sich für die Erfahrung zu öffnen, dass Angst nachlassen kann. Da die Überwindung, etwas Vermiedenes zu üben, viel Mut kostet, ist es wichtig, sich selbst für Bewältigungsschritte zu belohnen und somit den mutigen Versuch des Sich-der-Angst-Stellens mit etwas Angenehmem zu verknüpfen.

Bezugnehmend auf das Beispiel von Frau J. (vgl. S. 53/54) zeigt Tabelle 4, wie ein Übungsplan aussehen könnte.

Tabelle 4: Beispielhafter Übungsplan bei ängstlichem Vermeidungsverhalten

Zeitpunkt	Übung	Belohnung
Montag	Alleine mit dem Rad zum Bäcker fahren (macht subjektiv weniger Angst).	Ich gönne mir ein leckeres süßes Teilchen.
Mittwoch	Alleine zu Fuß zum Bäcker gehen.	Setze mich ins angrenzende Kaffee.
Freitag	Alleine mit dem Rad zum Marktplatz fahren.	Treffe mich mit netten Bekannten beim Einkaufen.
Samstag	Alleine zu Fuß in die Innenstadt (über stille Nebenstrecke) gehen.	Friseurbesuch.
Sonntag	Gemeinsam mit Ehemann zu Fuß in die Innenstadt (passiere dabei den Unfallort) gehen.	Eis bei Lieblingseisdiele.
Mittwoch	Alleine zu Fuß in die Innenstadt (passiere dabei den Unfallort) gehen.	Treffe mich dort mit Freundin, wir gehen gemeinsam nach Hause und machen uns einen schönen Abend.
Samstag	Alleine zu Freundin ans andere Ende der Stadt (mit Fahrrad, Unfallort passieren) fahren.	Spieleabend.
Danach	Mindestens einmal pro Woche zu Fuß in die Innenstadt laufen – so wie vor dem Unfall.	

Positivtagebuch führen

Mit depressiver Symptomatik geht häufig ein negativ-verzerrtes Denken einher: Beispielsweise ist das Glas in jedem Fall halb leer (und nicht halb voll). Was wir geleistet haben, hätte definitiv besser sein können. Die freundliche Geste eines Nachbarn – vermutlich nur aus Gewohnheit.

Es gilt, (wieder) zu trainieren, das Schöne zu sehen: Nehmen Sie sich abends vor dem Zubettgehen 10 Minuten Zeit und lassen Sie den Tag Revue passieren – unter dem Gesichtspunkt der schönen Momente. Will Ihnen nichts einfallen, dann ist Ihr Suchraster zu grobmaschig. Machen Sie die Maschen enger, damit auch Kleinigkeiten, kurze Sequenzen, Begegnungen oder Eindrücke festgehalten und aufgeschrieben werden können. Das kann der erstmalige Anblick von Krokussen im Vorgarten, der freundliche Blickwechsel mit einer unbekannten Person beim Einkaufen oder der Geruch des neuen Duschgels sein – um ein paar Beispiele zu nennen.

Leidbringendes Denken erkennen und verändern

„Schlimmer hätte es nicht kommen können.", „Ich bekomme überhaupt nichts mehr geregelt.", „Das macht alles keinen Sinn mehr." – Sätze wie diese sind Menschen mit depressiver Symptomatik (z. B. im Rahmen einer Anpassungsstörung) vertraut und geläufig. Sie sind depressiv verzerrt, weil sie die Wirklichkeit nicht treffend beschreiben – und sie drücken die Stimmung und den Antrieb.

Eine Übersicht über häufig auftretende gedankliche Verzerrungen findet sich in Tabelle 5.

Solche oder ähnliche pessimistische, selbstanklagende Gedanken kommen scheinbar automatisch, und es ist schwierig, sie sofort zu erkennen. Ein mögliches Vorgehen kann sein:

1. Sie bemerken Ihre schlechte Stimmung (sind schwermütig, ängstlich, traurig etc.).
2. Fragen Sie sich selbst: Was geht mir gerade durch den Kopf?
3. Schreiben Sie jeden typischen negativen Satz auf.
4. Fragen Sie sich selbst: Stimmen diese Gedanken? Würde ich einem guten Freund raten, genauso zu denken? Nutzen mir diese Gedanken?
5. Unterbrechen Sie die negativen Gedanken, laut und bestimmt: „Stopp, dieser Gedanke ist nicht hilfreich. Ich mache mich nur fertig. Ich höre damit auf!" Werden Sie „Herr in Ihrem eigenen Kopf".
6. Gehen Sie sofort einer erfreulichen Beschäftigung nach.

Dies ist nicht einfach, und wahrscheinlich müssen Sie sich wieder und wieder „Stopp!" sagen. Seien Sie sich ein geduldiger Trainer, der dranbleibt.

Tabelle 5: Auswahl gedanklicher Verzerrungen bei depressiver Symptomatik im Rahmen einer Anpassungsstörung (modifiziert nach Hautzinger, 2010)

Verzerrung	Erklärung	Beispiel
Alles-oder-nichts-Denken	Eine Leistung ist entweder perfekt oder gar nichts wert.	„Ich habe nur diese eine Chance – wenn ich sie nicht nutze, werde ich es nie zu etwas bringen."
Übertriebene Verallgemeinerungen	Ein einzelnes negatives Ereignis wird als Beispiel einer ganzen Serie von Niederlagen angesehen.	„Jetzt hat er (der Nachbar) mich nicht gegrüßt. Ich bin überhaupt nicht in die Nachbarschaft integriert."
Abwehr des Positiven	Positive Erfahrungen werden zurückgewiesen, als würden sie nicht zählen. Somit werden negative Grundüberzeugungen aufrechterhalten, auch wenn sie im Gegensatz zu alltäglichen positiven Erfahrungen stehen.	„Er hat mir zwar Blumen mitgebracht, klar, aber doch nur, weil er wieder irgendwas von mir will."
Emotionale Beweisführung	„Ich fühle es, also muss es wahr sein."	„Meine Schuldgefühle meinen Kindern gegenüber bedeuten, dass ich mich wirklich nicht genügend um sie kümmere."
Dinge persönlich nehmen	Es wird sich für ein negatives Ereignis verantwortlich gefühlt, obwohl eine solche Verantwortung nicht vorliegt.	„Das habe ich mir selbst zuzuschreiben, dass das Essen nicht schmeckt. Ich hätte halt ein besseres Lokal aussuchen müssen!"

Das ABC-Schema. Häufig scheint es, als würden bestimmte Umstände oder Situationen *(A)* unmittelbar (und zwingend!) bestimmte Gefühle *(C)* nach sich ziehen – quasi ganz automatisch. Dabei sind es die Bewertungen *(B)* der Situation, also unsere Gedanken dazu, die die Qualität unserer Empfindungen ausmacht. So kann ein und dieselbe Situation bei unterschiedlichen Personen (oder bei derselben Person zu unterschiedlichen Zeiten) ganz unterschiedliche Gefühle nach sich ziehen. Dies sei an einem Alltagsbeispiel verdeutlicht (vgl. Tab. 6).

Tabelle 6: Gefühle als Folge unserer Bewertung (Beispiel)

	Auslösende Situation A	**Bewertung des Ereignisses (Gedankens) B**	**Konsequenz (z. B. Gefühle) C**
Version 1	Kassiererin im Supermarkt weist mit lauter Stimme darauf hin, dass das Gemüse abgewogen werden muss.	• „Immer mache ich alles falsch.“ • „Das ist das Schlimmste, was passieren konnte, dass jetzt alle warten müssen und wütend auf mich sind.“	Ärger auf sich selbst, Beschämung, Schuldgefühle
Version 2	Kassiererin im Supermarkt weist mit lauter Stimme darauf hin, dass das Gemüse abgewogen werden muss.	• „Das kann ja jedem einmal passieren.“ • „Da habe ich grad nicht aufgepasst. Kein Wunder, bei dem vielen, was gerade in meinem Kopf ist.“ • „Die Kassiererin ist bestimmt so gestresst, weil das vielen anderen auch passiert.“	Kaum emotionale Veränderung im Vergleich zu vor der Situation, schnell vorübergehend ein wenig beschämt

Sich die Bewertung bewusst zu machen, die zu einem unangenehmen Gefühl geführt hat, eröffnet Wahlmöglichkeiten:

- Wie könnte ich die Situation noch bewerten?
- Wie würde eine gute Freundin bzw. ein guter Freund, die/der die Situation miterlebt hat, darüber urteilen?
- Was würde ich selbst einer Freundin bzw. einem Freund sagen, der/dem so etwas widerfahren ist?

Natürlich ist es zunächst schwierig, in der betreffenden Situation selbst die gedankliche Bewertung zu verändern – aber im Nachhinein ist es häufig leichter möglich. Übung lohnt sich.

Positive Gedanken trainieren

Eine weitere Möglichkeit, eine depressive Spirale umzukehren, stellt die folgende Übung dar: Sie benötigen dazu Sätze, die eine Stärke, eine positive Eigenschaft, eine Fähigkeit von Ihnen beschreiben.

Beispiele

- Ich bin ein warmherziger Mensch.
- Ich kann gut kochen.
- Man sagt, ich habe Organisationstalent.

Sollten Ihnen solche Sätze schwerfallen, fragen Sie Freunde und Angehörige nach dem, was diese an Ihnen schätzen. Nutzen Sie die Rückmeldungen und schreiben Sie Sätze, die Stärken von Ihnen beschreiben, auf Karteikarten – jeden Satz auf eine extra Karteikarte. Tragen Sie diese Karteikarten bei sich, und lesen Sie sich diese regelmäßig durch. Verankern Sie das Durchlesen fest in Ihren Tagesablauf, z. B. morgens nach dem Aufstehen, vor dem Frühstück, und abends vor dem Zubettgehen.

Progressive Muskelentspannung

Geht die Symptomatik der Anpassungsstörung mit Gefühlen von Angst oder Ärger einher, und kommt auf körperlicher Ebene Anspannung hinzu, können Entspannungsverfahren hilfreich sein. Haben Sie gute Vorerfahrungen mit einem Verfahren gemacht, greifen Sie darauf zurück. Zu den bewährten Verfahren zählen z. B. die Progressive Muskelentspannung oder das Autogene Training. Es gibt jedoch auch viele andere, z. T. außerhalb des abendländischen Kulturkreises stammende Verfahren wie Yoga oder Zen. Ein Entspannungsverfahren lässt sich meist im Rahmen von Kursen erlernen (z. B. angeboten von Krankenkassen oder Volkshochschulen) oder auch in Eigenregie.

Ein leicht zu erlernendes Entspannungsverfahren stellt die *Progressive Muskelentspannung* (kurz: PME oder PMR für Progressive Muskelrelaxation) dar. Hier werden einige wesentliche Muskelgruppen des Körpers in einer bestimmten Reihenfolge entspannt, indem diese Muskelgruppen zuerst angespannt und dann gelockert werden (vgl. Abb. 8). Gleichzeitig ist es wichtig, sehr konzentriert und sorgfältig auf die Empfindungen zu achten, die dabei an den Muskeln auftreten. Indem eine Muskelgruppe angespannt wird und dann die so entstandene Spannung danach mit dem Ausatmen wieder gelöst wird, wird den Muskeln ermöglicht, sich weit unter ihr normales Spannungsniveau zu entspannen. Die Wirkung kann mit einem unbewegt herabhängenden Pendel verglichen werden: Wenn wir es stark nach links („Entspannung") schwingen lassen wollen, könnten wir es stark in diese Richtung stoßen. Leichter wäre es jedoch, es zunächst ganz in die entgegengesetzte Richtung („Anspannung") zu ziehen und es dann fallen zu lassen. Es wird über die Senkrechte hinaus in die gewünschte Richtung schwingen.

Bei dieser Technik, erst Spannung zu erzeugen und dann loszulassen, lassen sich durch den Kontrast die mit Anspannung und Entspannung einhergehenden Empfindungen genau kennenlernen und unterscheiden. Wichtig ist, genau auf die eigenen Empfindungen in der Anspannungs- und auch in der Entspannungsphase zu achten. Entspannungsgefühle können sich von Person zu Person unterschiedlich äußern: Manche spüren Wärme in ihren Muskeln fließen oder ein angenehmes Kribbeln, andere empfinden Schwere und wieder andere ein Gefühl der Schwerelosigkeit.

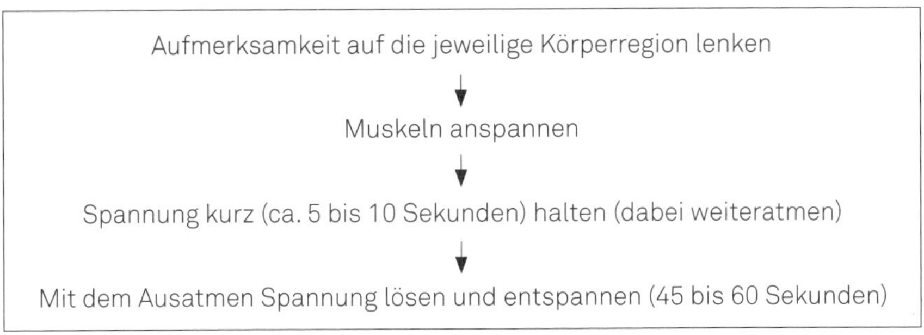

Abbildung 8: Grundprinzip der Progressiven Muskelentspannung (Kaluza, 2018)

Es gibt die Progressive Muskelentspannung nach Jacobson in kurzen und in langen Versionen. Beim Erlernen in Eigenregie ist es empfehlenswert, sich die konkrete Instruktion von erfahrenen PME-Trainern vorsprechen zu lassen. Damit ist gewährleistet, dass die Zeiten der An- und Entspannungsphasen passend sind. Auf Tonträgern (z. B. Audio-CDs) und als Download im

Internet sind viele verschiedene Aufnahmen von Progressiver Muskelentspannung erhältlich. Nach einiger Übung wird es gelingen, sich diese Instruktionen selbst zu geben. Beispielhaft sind in Tabelle 7 die Muskelgruppen, die bei einer Kurzform der PME an- und dann entspannt werden, beschrieben (Kaluza, 2018).

Tabelle 7: Kurzform der Progressiven Muskelentspannung (Kaluza, 2018)

Arme	• Beide Hände zu Fäusten ballen und Ellenbogen anwinkeln
Kopf	• Augenbrauen zusammenziehen, Nase rümpfen, Zähne und Lippen zusammenpressen, Kopf leicht einziehen und nach hinten drücken
Rumpf	• Schultern nach hinten unten zusammendrücken, leicht ins Hohlkreuz gehen und Bauchdecke hart machen
Beine	• Beide Fersen auf den Boden drücken, Zehenspitzen aufrichten, dabei Unterschenkel, Oberschenkel und Gesäßmuskeln anspannen

Günstige Schlafgewohnheiten entwickeln

Nicht jeder benötigt acht Stunden Schlaf, die benötigte Schlafdauer kann von Mensch zu Mensch sehr unterschiedlich sein. Es gibt Unterschiede zwischen Morgen- und Abendtypen (umgangssprachlich sogenannte „Lerchen" und „Eulen") sowie zwischen Lang- und Kurzschläfertypen. Es ist normal, dass sich der Schlaf-Wach-Rhythmus im Laufe des Lebens deutlich und spürbar verändert. So ist es beispielsweise üblich, dass der Schlaf mit fortschreitendem Lebensalter anfälliger für Störungen und weniger tief wird.

Nicht oder nicht ausreichend schlafen zu können kann quälend sein. Es gibt Hinweise, die Sie selbst beachten können, um die Wahrscheinlichkeit eines gesunden Schlafes erhöhen zu können (vgl. Kasten).

Regeln für einen gesunden Schlaf

1. Sorgen Sie in Ihrem Schlafzimmer für eine angenehme Atmosphäre, beachten Sie angenehme Temperatur und Luftfeuchtigkeit.
2. Benutzen Sie das Bett nur zum Schlafen oder für sexuelle Aktivitäten.

3. Trinken Sie nach den Mittagessen keine koffeinhaltigen Getränke.
4. Vermeiden Sie schwere Mahlzeiten nach 18 Uhr.
5. Vermeiden Sie Alkohol weitgehend. Nach dem Konsum von Alkohol schläft man zwar tatsächlich schneller ein. Der Preis hierfür: In der zweiten Nachthälfte kann es zu gehäuften Wachphasen kommen.
6. Verzichten Sie auf Appetitzügler, da diese stimulierend auf das Nervensystem wirken.
7. Regelmäßige körperliche Aktivität ist günstig, sollte allerdings nicht in den Abendstunden ausgeübt werden.
8. Verringern Sie geistige und körperliche Anstrengung allmählich vor dem Zubettgehen.
9. Ein persönliches Einschlafritual kann den Schlaf fördern.
10. Halten Sie einen regelmäßigen Schlaf-Wach-Rhythmus ein.
    - Gehen Sie nur zu Bett, wenn Sie wirklich müde sind.
    - Stehen Sie jeden Morgen zur gleichen Zeit auf, unabhängig davon, wieviel Sie in dieser Nacht geschlafen haben.
    - Schlafen Sie nicht tagsüber.
    - Wenn Sie nicht einschlafen können oder nachts aufwachen und nicht wieder einschlafen können, stehen Sie wieder auf und gehen Sie in ein anderes Zimmer. Machen Sie etwas Angenehmes, z.B. Musikhören
    - Verkürzen Sie Ihre Bettzeit.
11. Schauen Sie in der Nacht nicht auf die Uhr oder auf den Wecker.

3.1.4 Belastende Lebensereignisse in die Biografie einbetten

Es ist nicht ungewöhnlich, dass ein Verlusterlebnis der Symptomatik einer Anpassungsstörung vorausgegangen ist, z.B. der Tod der Lebenspartnerin, der Tod eines Elternteils – oder aber auch die medizinische Gewissheit, nie eigene Kinder bekommen zu können, die ein Abschied vom Lebensentwurf „Familie gründen mit leiblichen Kindern“, und somit auch einen Verlust, bedeutet. Für manche Menschen kann es ein wichtiger Schritt der Bewältigung sein, dem Abschied, der häufig auch mit Gefühlen der Ohnmacht einhergeht, ein selbstbestimmtes Abschiedsritual zu widmen. Wichtig hierbei ist, mit genügend Zeit ein wirklich stimmiges persönliches Ritual zu finden und durchzuführen. Einige Menschen haben eine gute Intuition, wie ein solches Ritual aussehen könnte, und sollten ihr folgen.

Beispiel: Herr R. und Frau M.

- Herr R. würde nie ein Kind zeugen können – diese traurige Gewissheit ging bei Herrn R. mit einem deutlichen Verlust an Lebensfreude, mit einem Gefühl von Hoffnungs- und Perspektivlosigkeit einher. Er nahm sich einen Tag Zeit, um unterbrochen von Spaziergängen und anderen Pausen einen Brief zu schreiben. Er schrieb einen Brief an das Kind, das er nie würde haben können. Darüber, was er mit ihm verbunden hätte und was sein Verlust jetzt für ihn bedeutete. Als Kind hatte er selbst das Versenden und Erhalten von Flaschenpost geliebt, so kam ihm die Idee, diesen Brief per Flaschenpost in die Welt zu entlassen. Er wählte eine geschützte Stelle an einem ihm vertrauten Fluss und ließ die Flaschenpost ins Wasser. Bis er sie nicht mehr sehen konnte, begleitete er sie mit seinen Augen. Wichtig war für ihn an diesem Ritual zweierlei: Seiner Trauer und seinem Schmerz explizit Zeit und Raum gegeben zu haben, und die Erlaubnis, dass es neben der Trauer (und dem Suchen nach neuen Perspektiven) als Paar auch eine sehr individuelle Trauer und einen individuellen Abschied für ihn alleine geben darf.
- Frau M. hatte ihre langjährige Lebenspartnerin infolge eines schweren Schlaganfalls verloren. Bei ihrer Eheschließung hatten sie Luftballons in den Himmel steigen lassen, und Frau M. entschied sich, dieses Ritual zu wiederholen. Sie lud die Menschen, die sie in der schweren Phase vor und nach dem Tod der Partnerin begleitet hatten und begleiten, ein, Luftballons mit Abschiedsgruß in den Himmel zu schicken. Für Frau M. war es sehr wichtig, diesen symbolischen Prozess des Loslassens gemeinsam mit den Menschen zu begehen, von denen sie sich gehalten und gestützt fühlt.

Den „Ressourcen-Blick“ einnehmen

Kein Leben ohne Abschiede, Trennungen und Krisen – und je älter wir sind, desto mehr Herausforderungen (im Sinne von Anpassungen an kritische Lebensereignisse und Lebensveränderungen) haben wir gemeistert. Und rückblickend kann es gut sein, dass wir bei der Bewältigung einer Krise sogar eine Stärke (Ressource) bei uns entdeckt haben. Es kann sich also lohnen, die bereits bewältigten Belastungen unter dem Aspekt der dazu gewonnenen Ressourcen unter die Lupe zu nehmen (vgl. das Beispiel in Abbildung 9 und Abbildung 10).

Als Darstellungshilfe kann hierzu ein trauriges Gesicht einem lachenden Gesicht (z. B. Smiley) gegenübergestellt werden (vgl. hierzu auch Huber, 2003).

Ressourcen-Blick – Anleitung (in Anlehnung an Huber, 2003)

☹ = Belastungen ☺ = Ressourcen

Der Mund der Gesichter stellt den bisherigen Lebensverlauf von Geburt (linker Mundwinkel) bis zum heutigen Tag (rechter Mundwinkel) dar. Das Mundareal zwischen den Augen entspricht der Hälfte der bisher erlebten Lebenszeit:

- Tragen Sie nun im Gesicht mit dem traurigen Mund in chronologischer Reihenfolge *erlebte Belastungen* ein. Hierfür ist es natürlich notwendig, dass Sie das Gesicht deutlich größer als hier abgebildet – am besten auf ein großes Blatt Papier – zeichnen.
- Vergleichbar können Sie auch bei den Ressourcen vorgehen. Zeichnen Sie auf ein Blatt Papier ein Gesicht mit einem lachenden Mund. Anschließend können Sie an der entsprechenden Mundstelle im lachenden Gesicht die *Ressource(n)* eintragen, die Sie rückblickend durch die Bewältigung der Belastung gewonnen haben.

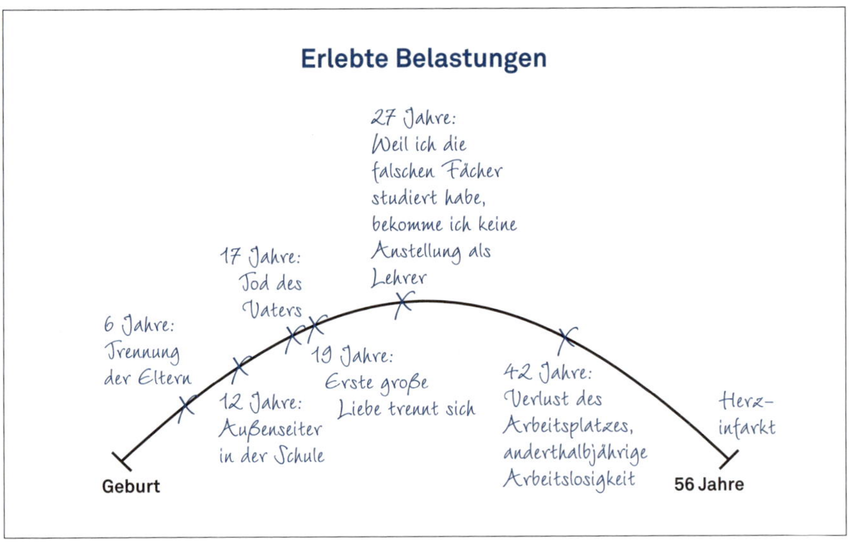

Abbildung 9: Ressourcen-Blick – Beispiel Herr A. (56 Jahre) – Erlebte Belastungen

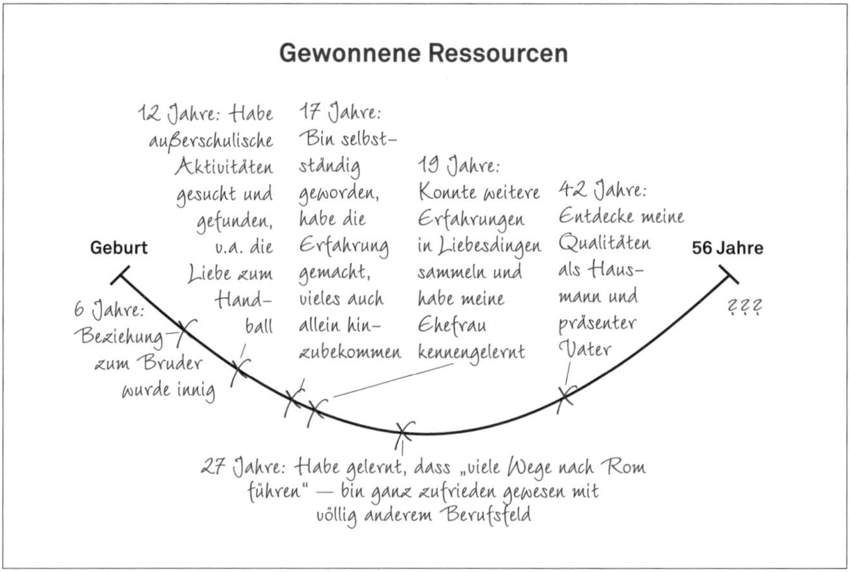

Abbildung 10: Ressourcen-Blick – Beispiel Herr A. (56 Jahre) – Gewonnene Ressourcen

3.1.5 Entwicklung neuer Perspektiven

Bei der Verarbeitung von belastenden Lebensereignissen kann es auch hilfreich sein, einen Blick in dic Zukunft zu werfen und dabei neue Perspektiven für das eigene Leben zu entwickeln.

Der Blick zurück – in sieben Jahren

Stellen Sie sich vor, Sie blicken in sieben Jahren zurück auf Ihr Leben und schreiben einem Freund, mit dem Sie lange nicht mehr in Kontakt waren. Sie beschreiben Ihre jetzige Lebenssituation (... also die in sieben Jahren ...) und schildern ihm die schwierige Lebensphase, die Sie inzwischen (zumindest weitgehend) überwunden haben.

Wie könnte ein solcher Brief aussehen? Was wird wichtig sein? Wie werden Sie die jetzige schwierige Lebensphase bewältigt haben? Lassen Sie Ihrer Fantasie freien Lauf – wenn es ab jetzt gut für Sie weitergehen würde, wie würden Sie Ihr Leben beschreiben?

Berücksichtigen Sie in Ihrem Brief die folgenden Lebensbereiche:
- Wohnsituation: Wo und mit wem?
- Kontakt zur Familie
- Kontakt zu Freunden und Bekannten
- Berufliche Situation
- Hobbys
- Was ist Ihnen wichtig im Leben?
- Was war da vor sieben Jahren ...? Wie ist es weitergegangen ...?

3.2 Unterstützung durch den Hausarzt

Anpassungsstörungen, die sich im Vergleich zu anderen psychischen Störungen durch ihre weniger stark ausgeprägte Symptomatik auszeichnen, können erheblichen Leidensdruck mit sich bringen, liegen jedoch, wie erwähnt, im Grenzbereich zwischen „gesund“ und „krank“. Dementsprechend kann auch ein Behandlungsangebot nützlich sein, das irgendwo zwischen Selbsthilfe und einer längerfristigen psychotherapeutischen Behandlung liegt. Manchmal braucht es „Zwischenlösungen“, wie z. B. der Besuch einer psychotherapeutischen Sprechstunde, eine Akutbehandlung bei einem niedergelassenen Psychotherapeuten (vgl. Kapitel 3.3) oder die Behandlung durch den eigenen Hausarzt im Rahmen der psychosomatischen Grundversorgung.

Die Möglichkeit der psychosomatischen Grundversorgung durch den Hausarzt soll der Tatsache Rechnung tragen, dass ein nicht unerheblicher Teil von Beschwerden auch psychisch mitverursacht ist – beispielsweise durch die Reaktion auf belastende Lebensereignisse oder Lebensveränderungen mit den für Anpassungsstörungen typischen Symptomen.

Entsprechend geschulten Hausärzten kommt hier neben der Diagnosestellung und Abschätzung einer weitergehenden Behandlungsnotwendigkeit die Aufgabe der Begleitung des Bewältigungsprozesses zu. Dazu gehört, im erweiterten ärztlichen Gespräch Verständnis für den Zusammenhang zwischen dem belastenden Lebensereignis/der Lebensveränderung und dem aktuellen Befinden zu vermitteln. Es können Hilfestellungen zur Verbesserung der

Symptomatik angeboten werden (z. B. Entspannungsverfahren wie progressive Muskelentspannung oder autogenes Training). Weiterhin kann der Hausarzt im Rahmen der psychosomatischen Grundversorgung auf ungünstige Bewältigungsversuche, z. B. den Missbrauch von Alkohol oder Medikamenten, hinweisen und ggf. Alternativen anbieten.

Wenn Hausärzte einen Patienten schon seit langer Zeit ärztlich begleiten, können sie den Alltag und das soziale Gefüge, in dem eine Person lebt, besonders gut überblicken. Auch haben sie häufig aufgrund ihrer räumlichen Nähe zum Wohnort des Patienten einen guten Überblick über weitere Behandlungs- und Unterstützungsmöglichkeiten in der näheren Umgebung und können entsprechend den Patienten darüber informieren.

3.3 Psychotherapeutische Behandlung

3.3.1 Zugang zu einer psychotherapeutischen Behandlung

Manchmal reichen Selbsthilfeversuche und unterstützende Gespräche durch den Hausarzt nicht aus. Dies kann der Fall sein, wenn zusätzlich zur Anpassungsstörung andere psychische Probleme oder Störungen vorliegen oder wenn es in der Vergangenheit z. B. depressive Episoden gab. Auch beim wiederholten Auftreten suizidaler Gedanken sollte an professionelle psychotherapeutische Hilfe gedacht werden.

Merke

Beim Vorliegen der Diagnose einer Anpassungsstörung ist es prinzipiell möglich, eine psychotherapeutische Behandlung als Kassenleistung in Anspruch zu nehmen.

Der Weg zu einer psychotherapeutischen Behandlung ist seit einer Strukturreform im April 2017 einfacher geworden: Durch die Einrichtung von psychotherapeutischen Sprechstunden ist der Zugang für Patienten zu Versorgungsangeboten nun niederschwelliger. So sind die Chancen für Patienten, einen zeitnahen ersten Termin zu bekommen, gestiegen, weil Psychotherapeuten dazu verpflichtet sind, regelmäßig psychotherapeutische Sprechstunden anzubieten.

Der genaue Weg hin zu einer psychotherapeutischen Behandlung soll im Folgenden dargestellt werden:

1. *Suche eines geeigneten Psychotherapeuten.* Bei der Vermittlung von Psychotherapeuten kann häufig der Hausarzt mit Adressen und Einschätzungen weiterhelfen. Eine weitere Möglichkeit besteht darin, Kontakt mit den Terminservicestellen der kassenärztlichen Vereinigungen aufzunehmen, die Listen mit zugelassenen Psychotherapeutinnen und Psychotherapeuten sowie deren freien Terminen bereithalten. Darüber hinaus bieten entsprechende Suchmaschinen im Internet eine Möglichkeit, sich zu informieren. Hierbei ist jedoch darauf zu achten, ob es sich bei den aufgelisteten Praxen auch tatsächlich um kassenzugelassene psychotherapeutische Fachkräfte handelt (Suchmaschinen der Ärzte- bzw. Psychotherapeutenkammern siehe Fußnote[3]).
2. *Die psychotherapeutische Sprechstunde.* Den Termin für ein erstes Treffen vereinbart man am besten telefonisch – Erreichbarkeitszeiten erfährt man z. B. über den Anrufbeantworter der gewählten Praxis oder ggf. über ihre Internetseite. Dieses erste Treffen heißt „psychotherapeutische Sprechstunde", die psychotherapeutische Sprechstunde kann auf bis zu sechs 25-minütige oder drei 50-minütige Termine pro Patient ausgeweitet werden. In der/den psychotherapeutischen Sprechstunde(n) geht es darum, einen Überblick über die Symptomatik zu bekommen und gemeinsam mit dem Patienten die Frage zu klären, inwieweit eine psychotherapeutische Behandlung indiziert ist. Nach Abschluss dieser Vorgespräche im Rahmen der psychotherapeutischen Sprechstunde erhält der Patient eine Zusammenfassung der gestellten Befunde und Empfehlungen zum weiteren Vorgehen. Gelangt der Psychotherapeut zur Einschätzung, dass keine ambulante Psychotherapie notwendig ist, kann er andere Unterstützungsmöglichkeiten (z. B. Beratungsstellen, Selbsthilfegruppen, Verfahren zur Stressbewältigung etc.) vorschlagen. Hält der Psychotherapeut eine psychotherapeutische Behandlung für indiziert, kann er je nach Einschätzung der Dringlichkeit zu einer Akutbehandlung oder zur Einleitung

3 Bundespsychotherapeutenkammer: https://www.bptk.de/service/therapeutensuche Länderärztekammern: z. B. https://www.arztsuche-bw.de oder https://www.aerztekammer-hamburg.org/arztsuche.html

einer Kurz- oder Langzeitpsychotherapie raten. Die psychotherapeutische Sprechstunde und eine entsprechende Empfehlung ist mittlerweile eine Voraussetzung für die Aufnahme einer psychotherapeutischen Behandlung.

Der Bedarf an ambulanter Psychotherapie übersteigt vielerorts das Angebot an freien Behandlungsplätzen, und es muss daher mit Wartezeiten gerechnet werden. Patienten, die nach dem Besuch der psychotherapeutischen Sprechstunde eine Empfehlung für den unaufschiebbaren Beginn einer Richtlinienpsychotherapie haben, und nachweisen können, dass drei bis fünf angefragte kassenzugelassene Psychotherapeuten keinen freien Behandlungsplatz haben, können versuchen, über ein sogenanntes „Kostenerstattungsverfahren" rasch einen Psychotherapieplatz zu erhalten. Damit ist es möglich, auch bei einem Psychotherapeuten, der in einem Richtlinienverfahren ausgebildet ist, aber in einer Privatpraxis arbeitet und keine Kassenzulassung hat, die Behandlungskosten von der Krankenkasse erstattet zu bekommen.

Das Prozedere zur Psychotherapie bei Privatversicherten kann abweichen. Hier sollten Sie sich nach den Regelungen der jeweiligen Krankenversicherung erkundigen.

3.3.2 Überblick über verschiedene psychotherapeutische Verfahren

Es gibt eine Vielzahl verschiedener Psychotherapieverfahren, die unterschiedlich gut wissenschaftlich untersucht sind und unterschiedlich gute Erfolgsnachweise erbracht haben. Kassenzugelassen sind sogenannte „Richtlinienverfahren", deren Wirksamkeit wissenschaftlich belegt ist. Zu den Richtlinienverfahren zählen derzeit die Verhaltenstherapie, die Tiefenpsychologisch fundierte Psychotherapie, die Analytische Psychotherapie und die Systemische Psychotherapie. Diese Verfahren dürfen nur von Psychotherapeuten durchgeführt werden. Die Bezeichnung Psychotherapeut ist in Deutschland gesetzlich geschützt – Psychotherapeut (für Erwachsene) darf sich nur nennen, wer ein Psychologie- oder Medizinstudium sowie eine anschließende Ausbildung zum Psychotherapeuten abgeschlossen hat. Kinder- und Jugendlichenpsychotherapeuten können ihre Ausbildung auch nach einem Pädagogikstudium beginnen.

Verhaltenstherapie

Die Verhaltenstherapie setzt an der aktuellen Problematik des Patienten an und versucht, zunächst im Gespräch zwischen Patient und Psychotherapeut gemeinsam zu erklären, wie sich die Symptomatik auf den Ebenen Verhalten, Gefühle, Gedanken und körperliche Vorgänge beschreiben lässt und wie sich die verschiedenen Ebenen ggf. gegenseitig verstärken. Weiterhin bettet sie die aktuelle Problematik in die Lebensgeschichte des Patienten ein und versucht, ein gemeinsames Verständnis zu entwickeln, warum es vor dem Hintergrund der eigenen Lebensgeschichte und der aktuell auslösenden Belastungssituation zum individuellen Erleben von Leid gekommen ist. Das Kernstück der Verhaltenstherapie ist jedoch die Ermittlung, Erprobung und Einübung von Möglichkeiten, die Symptomatik durch die Veränderung von Verhaltensweisen oder Denkmustern zu verringern und somit zu einer höheren Lebensqualität zurückzufinden. Moderne Verhaltenstherapie trägt häufig das Attribut „kognitive Verhaltenstherapie" – damit wird die große Bedeutung von individuellen Bewertungs- und Denkprozessen bei der Aufrechterhaltung, aber auch Überwindung von leidvoller Symptomatik betont. In einer verhaltenstherapeutischen Behandlung sind praktische Übungen und Hausaufgaben ein wesentlicher Bestandteil der Therapie. Die Verhaltenstherapie ist ein eher partnerschaftlich orientiertes therapeutisches Verfahren, bei dem sich der Patient als Experte seiner selbst und der Psychotherapeut als Spezialist verhaltenstherapeutischer Interventionen auf Augenhöhe begegnen und ihr jeweiliges Expertentum einbringen.

Analytische Psychotherapie

Psychoanalytiker gehen davon aus, dass psychische Erkrankungen ihre Wurzeln in der Vergangenheit haben: ungelöste Konflikte, z. B. mit den Eltern, wurden verdrängt, wirken aber im Unbewussten fort und beeinflussen das aktuelle Verhalten und Erleben einer Person. Die Psychoanalyse setzt daher genau an dem von ihr angenommenen Entstehungsort psychischer Störungen an und versucht, frühere, unbewusste Konflikte bewusst zu machen. Ziel ist eine Art Nachreifung: Belastende Erfahrungen sollen nachträglich verarbeitet und bewältigt werden und dadurch ihre Macht über gegenwärtiges Fühlen, Denken und Handeln verlieren. Die Rolle des psychoanalytisch arbeitenden Therapeuten ist Raum lassend, wenig eingreifend – der Patient soll sein Unbewusstes v. a. durch freie Assoziationen kennenlernen.

Tiefenpsychologisch fundierte Psychotherapie

Die tiefenpsychologisch fundierte Psychotherapie basiert auf denselben Grundannahmen wie die analytische Psychotherapie: Psychische Probleme sind Symptome unbewältigter Konflikte, unter denen die betroffene Person in der Kindheit gelitten hat. In der tiefenpsychologisch fundierten Psychotherapie ist jedoch die Rolle des behandelnden Therapeuten aktiver, er begleitet den Patienten beim Prozess der Selbstexploration enger und gibt ihm mehr Hilfestellungen, die eigenen Gefühle und Gedanken einzuordnen und zu verstehen. Zudem ist das psychotherapeutische Gespräch nach Verständnis der zurückliegenden Problemursachen stärker auf die Gegenwart ausgerichtet.

Systemische Psychotherapie

Ein wichtiger Grundgedanke der Systemischen Psychotherapie ist, dass Probleme nur verstanden und verändert werden können, wenn der (z. B. familiäre) Zusammenhang berücksichtigt wird, in dem das Problem steht. Das zu berücksichtigende System kann die Familie, die Paarbeziehung, der Arbeitsplatz etc. sein. Auch wenn Verfahren der Systemischen Psychotherapie häufig in Familien- und Paartherapien eingesetzt werden, kann auch in der Einzelpsychotherapie systemisch psychotherapeutisch gearbeitet werden, indem z. B. die Elemente eines Systems durch Stühle oder andere Symbole stellvertretend zueinander in Beziehung gesetzt werden. Die Systemische Psychotherapie ist erst kürzlich (im November 2018) in den Leistungskatalog der gesetzlichen Krankenversicherungen aufgenommen worden, weshalb es bislang sehr wenige approbierte Systemische Psychotherapeuten gibt. Es ist davon auszugehen, dass sich dies in den nächsten Jahren ändern wird.

Welches Verfahren eignet sich für die Behandlung einer Anpassungsstörung?

Grundsätzlich ist jedes der vier beschriebenen Verfahren geeignet, die Symptomatik einer Anpassungsstörung positiv zu beeinflussen. Die Behandlung sollte sich an der im Vordergrund stehenden Symptomatik orientieren und Bewältigungsstrategien im Hier und Jetzt vermitteln. Unabdingbar dafür ist eine vertrauensvolle Beziehung zwischen dem Psychotherapeuten und dem Patienten, die sich durch ein hohes Maß an Empathie des Psychotherapeuten für die Situation des Patienten auszeichnet. Hauptziel der Behandlung ist das Wiederherstellen von Stabilität und die Wiedergewinnung von Selbstkontrolle durch den Patienten. Ein wichtiges Ziel ist dabei die Ressourcenaktivierung, also dem Patienten wieder Zugang zu seinen eigenen Stärken zu verschaffen.

Die meisten wissenschaftlichen Studien beziehen sich auf kognitiv-verhaltenstherapeutische Behandlungen und belegen eine gute Wirksamkeit. Beim Vorliegen einer Anpassungsstörung ohne psychische Komorbiditäten (ohne weitere psychische Erkrankungen) ist die Aufnahme einer Verhaltenstherapie eine gute Möglichkeit, eine rasche psychische Stabilisierung zu erreichen.

Neben der Wahl des „richtigen" therapeutischen Verfahrens ist natürlich die Person des Psychotherapeuten ein wichtiges Kriterium: Gelingt es mir als Patient, Vertrauen zu fassen? Ist er mir sympathisch und traue ich ihm zu, mir weiterzuhelfen?

Weiterhin muss natürlich der Aspekt einer zeitnahen Verfügbarkeit berücksichtigt werden – ein sympathischer tiefenpsychologisch fundiert arbeitender Psychotherapeut, der einen raschen Behandlungsplatz anbieten kann, kann eine sehr gute Wahl sein.

3.4 Was Angehörige tun können

Zuhören, Verständnis zeigen, Begleiten und Dasein sind die Qualitäten, auf die es ankommt. Schlüpfen Sie nicht in die Therapeutenrolle, bleiben Sie Angehöriger. Dieses Buch ist auch für Angehörige von Menschen in oder nach

Belastungssituationen geschrieben, die unter der Symptomatik einer Anpassungsstörung leiden. Sich einen Überblick darüber zu verschaffen, wie Anpassungsprozesse verlaufen, über mögliche Symptome von Anpassungsstörungen und günstige Rahmenbedingungen, um diese zu überwinden, ist ein wichtiger erster Schritt.

Wenn Ihnen die Symptomatik Ihres Angehörigen Sorge bereitet, vor allem, wenn dieser suizidale Gedanken äußert, sollten Sie sich nicht davor scheuen, sich an Fachkräfte zu wenden, z. B. im ersten Schritt an den Hausarzt. Achten Sie auf sich selbst und Ihre eigenen Belastbarkeitsgrenzen.

Anpassungsstörungen gehen vorüber. Von zentraler Bedeutung ist daher, dem betroffenen Angehörigen die Zuversicht zu vermitteln, dass er diese schwierige Phase überwinden wird und dass Sie fest an seiner Seite stehen und ihn begleiten werden.

Begleiten heißt Zuhören und sich einfühlen – also versuchen, immer wieder die Welt aus den Blickwinkeln des Betroffenen zu sehen, ohne dabei die eigene Sicht zu verleugnen. Dies könnte sich durch Formulierungen wie die folgende ausdrücken: „Ich kann wirklich gut nachvollziehen, dass sich diese Trennung für dich wie ein gewaltsames Rausgeworfensein aus einem glücklichen Leben anfühlen muss. Von außen betrachtet bin ich sehr zuversichtlich, dass es auch für dich wieder gute Tage geben wird. Ich kann aber sehr gut verstehen, dass du das im Augenblick noch gar nicht glauben kannst."

Sie können auch dazu beitragen, für Normalität zu sorgen, z. B. durch das Beibehalten gewohnter Routinen (z. B. Essenszeiten, regelmäßige Aktivitäten). Regen Sie gemeinsame überschaubare Aktivitäten an, achten Sie auf den Bedarf an Ruhepausen, aber versuchen Sie übermäßigen Rückzug Ihres betroffenen Angehörigen zu vermeiden. Warten Sie nicht, bis „die Stimmung wieder besser" ist. Positive Aktivitäten sind ein wichtiges Werkzeug, um die Stimmung zu verbessern.

Bei aller Begleitung und Fürsorge – es ist wichtig, zu beachten, dass natürlich auch Menschen mit der Symptomatik einer Anpassungsstörung gleichwertige Partner sind, über deren Kopf hinweg keine Entscheidungen getroffen werden dürfen.

3.5 Medikamentöse Behandlung

Kein Medikament hat in Deutschland derzeit die Zulassung für die Indikation „Anpassungsstörung“. Es kann im Einzelfall dennoch sinnvoll sein, auch unterschwellig ausgeprägte depressive oder ängstliche Symptome vorübergehend medikamentös zu behandeln – hier können im Einzelfall beispielsweise Antidepressiva oder Johanniskrautpräparate sinnvoll sein. Angstlöser, Beruhigungs- oder Schlafmittel (wie z.B. Benzodiazepine) sollten – wenn überhaupt – nur nach ärztlicher Verordnung und vorübergehend eingenommen werden. Die Gefahr der Gewöhnung und Abhängigkeit ist gerade bei Benzodiazepinen erheblich. Die Behandlung einer Anpassungsstörung durch Psychopharmaka ohne ausreichende psychologische Unterstützung zur Bewältigung der Krisensituation ist nicht zu empfehlen.

Anhang

Zitierte Literatur

American Psychological Association (APA). (2008). *The Road to Resilience*. Verfügbar unter: https://www.apa.org/helpcenter/road-resilience

Bengel, J. & Hubert, S. (2010). *Anpassungsstörung und Akute Belastungsreaktion*. Göttingen: Hogrefe.

Bohus, M. (in Vorb.). *Interaktives Skilltraining für Borderline-Patienten*. Stuttgart: Schattauer.

Hautzinger, M. (2010). *Akute Depression*. Göttingen: Hogrefe.

Huber, M. (2003). *Wege der Traumabehandlung. Trauma und Traumabehandlung, Teil 2*. Paderborn: Junfermann.

Kaluza, G. (2018). *Stressbewältigung. Trainingsmanual zur psychologischen Gesundheitsförderung* (4. Aufl.). Berlin: Springer. https://doi.org/10.1007/978-3-662-55638-2

Lang, K., Schmeling-Kludas, C. & Koch, U. (2007). *Die Begleitung schwer kranker und sterbender Menschen. Das Hamburger Kursprogramm*. Stuttgart: Schattauer.

Reddemann, L. (2016). *Imagination als heilsame Kraft. Ressourcen und Mitgefühl in der Behandlung von Traumafolgen* (19., vollst. überarb. Aufl.). Stuttgart: Klett-Cotta.

Remen, R.N. (2001). *My Grandfather's Blessings: Stories of Strength, Refuge, and Belonging*. New York: Riverhead.

WHO/Dilling, H., Mombour, W., Schmidt, M.H. & Schulte-Markwort, E. (2016). *Internationale Klassifikation psychischer Störungen. ICD-10 Kapitel V (F). Diagnostische Kriterien für Forschung und Praxis* (6., überarb. Aufl.). Bern: Hogrefe.

Zwick, J. & Hautzinger, M. (2018). *Dem Leben wieder Farbe geben. Aktiv werden, Denkmuster verändern, Depressionen überwinden. Ein Selbsthilfebuch für Betroffene und Angehörige*. Weinheim: Beltz.

Arbeitsblätter

Arbeitsblatt: Achtsamkeitsübung „Atembeobachtung" (in Anlehnung an Bohus, in Vorb.) 1

Setzen Sie sich auf die Vorderkante eines Stuhles, ohne sich anzulehnen. Stellen Sie Ihre Füße parallel nebeneinander auf den Boden. Suchen Sie nach einer angenehmen, aufgerichteten Position für Ihre Wirbelsäule, indem Sie Ihr Becken vor- und zurückrollen. Der Kopf sitzt möglichst mühelos zwischen den Schultern, die Ohren sind parallel zu den Schultern. Die Hände ruhen mit den Handflächen nach oben auf den Oberschenkeln. Wenn es für Sie angenehm ist, schließen Sie die Augen. Ansonsten können Sie Ihre Augen auf einem Punkt vor sich ruhen lassen. *(kurze Pause)*

Lenken Sie nun Ihre Aufmerksamkeit auf Ihren Atem: Suchen Sie nach einem Punkt Ihres Körpers, an dem Sie Ihren Atem besonders gut wahrnehmen können. Beobachten Sie nun, ohne Ihren Atem zu verändern, wie Ihr Atem in Ihrem Körper ein- und wieder ausströmt. Lassen Sie den Atem eininge Atemzüge lang einfach fließen und begleiten Sie ihn mit Ihrer Wahrnehmung. *(kurze Pause)*

Jetzt versuchen Sie, den Atem ein wenig zu verlangsamen. Atmen Sie länger aus, als Sie einatmen. *(kurze Pause)*

Gehen Sie nun mit Ihrer Aufmerksamkeit in Gedanken zu einem Menschen, der Ihnen am Herzen liegt. Stellen Sie sich diese Person vor Ihrem inneren Auge vor. Begrüßen Sie die Person innerlich, leise, mit warmer freundlicher Stimme mit „Hallo, ... (Vornamen)." *(kurze Pause)*

Jetzt verabschieden Sie sich vom Bild der Person, behalten Sie sich aber die Wärme und Freundlichkeit für sich selbst, und begrüßen sich selbst innerlich, leise, mit warmer, freundlicher Stimme mit „Hallo, ... (eigener Vorname)". Nehmen Sie die Wärme und Freundlichkeit für sich selbst mit in die folgende Übung. *(kurze Pause)*

In den kommenden drei Minuten gibt es nichts zu tun, außer auf Ihren Atem zu achten, wie er an der Nase ein- und ausströmt. Sollten Ihre Gedanken und Gefühle spazieren gehen, was ganz natürlich ist, so kehren Sie, sobald Sie das bemerken, freundlich und liebevoll wieder zur Beobachtung Ihres Atems zurück. *(drei Minuten)*

Arbeitsblatt: Übung des inneren sicheren Ortes (in Anlehnung an Reddemann, 2016) 2

Vorbereitung: Suchen Sie sich einen Ort, an dem Sie für etwa 15 bis 20 Minuten ungestört sind und nehmen Sie eine angenehme Sitzposition ein. Schließen Sie Ihre Augen oder halten Sie Ihre Augen offen und lassen Sie Ihren Blick auf einem Punkt in Ihrer Nähe ruhen.

Suchen Sie in Ihrer Vorstellung nach einem Ort, an dem Sie sich absolut sicher und wohlfühlen können. Lassen Sie nun in sich Gedanken, Vorstellungen oder Bilder von diesem Ort aufsteigen, an dem Sie sich ganz wohl und geborgen fühlen. Es ist ein Ort, den nur Sie allein aufsuchen und jederzeit wieder verlassen können sowie allenfalls freundliche, hilfreiche Wesen, wenn Sie diese Wesen herbei bitten oder rufen. Andere Menschen sollten keinen Zugang zu diesem Ort haben. (kurze Pause)

Lassen Sie sich Zeit und begeben Sie sich auf die Suche nach einem solchen Ort. (kurze Pause)

Vielleicht sehen Sie Bilder, vielleicht spüren Sie irgendetwas, vielleicht denken Sie zunächst auch nur an einen solchen Ort. (kurze Pause) Lassen Sie auftauchen, was immer auftaucht und nehmen Sie es an. Sollten bei Ihrer Suche nach dem sicheren inneren Ort unangenehme Bilder oder Gedanken auftauchen – was schon einmal geschehen kann – so beachten Sie diese möglichst nicht und gehen weiter. Seien Sie gewiss, dass es diesen sicheren Ort für Sie gibt und Sie nur eine Zeit lang geduldig suchen und sich darauf konzentrieren müssen.

Es kann sein, dass der Ort ganz in Ihrer Nähe aufzuspüren ist, es kann aber auch sein, dass er sehr weit entfernt irgendwo in dieser Welt, in diesem Universum ist. Machen Sie sich bitte klar, dass Ihnen bei der Suche und Ausgestaltung Ihres sicheren inneren Ortes alle nur denkbaren Hilfsmittel zur Verfügung stehen (Fahrzeuge, Werkzeuge, Materialien, selbst magische Hilfsmittel wie ein Zauberstab o.Ä.).

Wenn Sie Ihren sicheren inneren Ort erreicht haben, prüfen Sie vor allem, ob Sie sich dort wirklich ganz und gar sicher- und wohlfühlen. (kurze Pause)

Wenn Sie Ihren sicheren inneren Ort gefunden haben und ihn zu Ihrem völligen Wohlbefinden und Ihrer Sicherheit ausgestaltet haben, lassen Sie sich dort ein wenig nieder und spüren Sie bitte ganz genau, wie es Ihrem Körper damit geht, an diesem sicheren Ort zu sein. Lassen Sie sich Zeit. *(kurze Pause)*

Was sehen Sie? Was hören Sie? Was riechen Sie vielleicht? Was spüren Sie auf der Haut? Wie geht es Ihren Muskeln? Wie ist die Atmung? Wie geht es Ihrem Bauch? *(kurze Pause)* Nehmen Sie alles bitte ganz genau wahr, damit Sie wissen, wie es sich anfühlt, an diesem sicheren Ort zu sein. *(kurze Pause)*

Verabreden Sie jetzt mit sich selbst ein Zeichen, mit dessen Hilfe Sie jederzeit an Ihren sicheren inneren Ort gehen können. Sie können z.B. eine Faust machen, einen Finger kräftig bewegen, sich die Hände geben usw. Führen Sie dieses Zeichen, diese Geste jetzt bitte auch aus, damit Ihr Körper sich später rascher erinnert, wie gut es Ihnen an diesem sicheren Ort geht.

Immer, wenn Sie dieses Zeichen, diese Geste machen werden, können Sie zukünftig an den sicheren Ort gehen und ihn spüren, wenn Sie es möchten. *(kurze Pause)*

Spüren Sie das jetzt bitte noch einmal *(kurze Pause)* und beenden Sie dann diese Übung. Bevor Sie die Augen wieder öffnen, nehmen Sie bitte die Entspannung zurück, indem Sie die Hände zu Fäusten ballen. Atmen Sie einige Male kräftig ein und aus, recken und strecken Sie sich und öffnen Sie die Augen.

Arbeitsblatt: Liste angenehmer Tätigkeiten (in Anlehnung an Zwick & Hautzinger, 2018)	**3**
Bitte kreuzen Sie die für Sie angenehmen Tätigkeiten an:	
Spazieren gehen	☐
Einen Ausflug machen	☐
In ein Restaurant gehen	☐
Eine Sportveranstaltung besuchen	☐
Sich selbst oder anderen etwas Schönes kaufen	☐
Kochen/Backen	☐
Ein Musikinstrument spielen	☐
Mit Freunden zusammen sein	☐
Ins Kino/Theater gehen	☐
Eine Lesung besuchen	☐
Ein Bad nehmen	☐
Sich massieren lassen oder jemanden massieren	☐
Singen	☐
Theater spielen/schauspielerisch tätig sein	☐
Mit künstlerischen Materialien arbeiten (Ton, Leder, Perlen, Wolle etc.)	☐
Sport treiben (joggen, walken, Handball/Volleyball spielen, Zumba etc.)	☐
Minigolf spielen	☐
Romane, Erzählungen, Theaterstücke oder Gedichte lesen	☐
Eine Zeitschrift/Zeitung lesen	☐
Sich schminken, sich frisieren, Parfüm auftragen usw.	☐
Fotografieren	☐
Wandern	☐
Zu einer religiösen Veranstaltung gehen (z. B. Gottesdienst besuchen)	☐
Einen Freizeitpark besuchen	☐
In ein Fitnesscenter gehen	☐
Gesellschaftsspiele spielen	☐
Im Garten arbeiten (z. B. Blumen pflanzen, umgraben)	☐
Sexuell aktiv sein (mit jemand anderem oder sich selbst)	☐
Zu einer Party/Feier gehen	☐
Sich künstlerisch betätigen (Malerei, Bildhauerei, Zeichnen, Filme drehen)	☐
Zum Frisör/Kosmetiker gehen	☐
Sich mit Tieren beschäftigen (z. B. beobachten, streicheln, reiten, füttern)	☐
Flirten	☐
Sich pflegen (z. B. eincremen, eine Maske oder Haarkur verwenden)	☐
Meditieren, Achtsamkeitsübungen durchführen	☐
Yoga machen	☐
Einen Einkaufsbummel machen	☐

Arbeitsblatt: Liste angenehmer Tätigkeiten (Fortsetzung) 3

Ein Hörbuch anhören	☐
Mit der Familie zusammen sein	☐
In den Zoo gehen	☐
Ein Tagebuch schreiben	☐
Eine Reise planen bzw. machen	☐
Eine Serie/Film/DVD anschauen	☐
Im Internet surfen	☐
Musik hören	☐
Telefonieren	☐
Ein leckeres Getränk trinken (z.B. Kaffee, Tee, Saft)	☐
Einen Markt besuchen (Wochenmarkt, Flohmarkt etc.)	☐
Tanzen	☐
Ordnung schaffen (aufräumen, aussortieren, Möbel umstellen)	☐
Sonnenbaden	☐
Mit Freunden/Bekannten Nachrichten auf dem Handy austauschen	☐
Etwas reparieren, restaurieren	☐
Kuscheln	☐
Handarbeiten (z.B. nähen, stricken, häkeln etc.)	☐
Sich schön einkleiden	☐
Ein Konzert besuchen	☐
Sich ehrenamtlich engagieren	☐
Puzzle, Kreuzworträtsel, Sudoku usw. lösen	☐
Ausgiebig frühstücken/brunchen	☐
In ein Museum/eine Ausstellung gehen	☐
Fahrrad fahren	☐
Schwimmen gehen	☐
Es sich gemütlich machen	☐
Ein Fotoalbum ansehen	☐
Die Natur beobachten (Gewitter, Sonnenaufgang, Schnee, Tiere, Bäume)	☐
	☐
	☐
	☐
	☐

Buchtipps

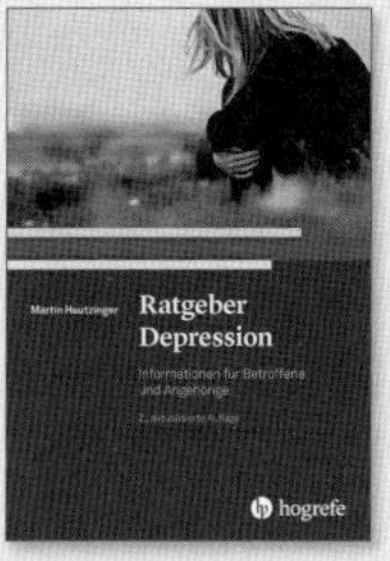

Martin Hautzinger
Ratgeber Depression
Informationen für Betroffene und Angehörige

(Reihe: „Ratgeber zur Reihe Fortschritte der Psychotherapie“ Band 13)
2., akt. Auflage 2018,
76 Seiten, Kleinformat
€ 8,95 / CHF 11.90
ISBN 978-3-8017-2860-1
Auch als eBook erhältlich

Der Ratgeber klärt Betroffene und Angehörige über die Symptome, den Verlauf und die Ursachen von Depressionen auf. Er informiert über Behandlungsmöglichkeiten und stellt Selbsthilfemöglichkeiten vor.

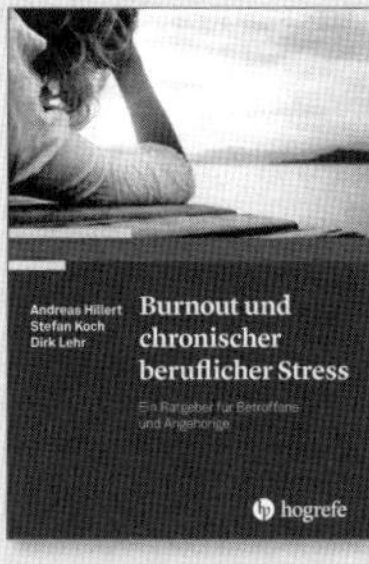

Andreas Hillert / Stefan Koch / Dirk Lehr
Burnout und chronischer beruflicher Stress
Ein Ratgeber für Betroffene und Angehörige

(Reihe: „Ratgeber zur Reihe Fortschritte der Psychotherapie“ Band 39).
2018, 89 Seiten,
Kleinformat,
€ 9,95 / CHF 13.50
ISBN 978-3-8017-2833-5
Auch als eBook erhältlich

Der Ratgeber informiert über die Zusammenhänge von beruflicher Belastung sowie von Stress- und Burnouterleben. Er stellt bewährte Strategien vor, wie chronischem Stress begegnet werden kann.

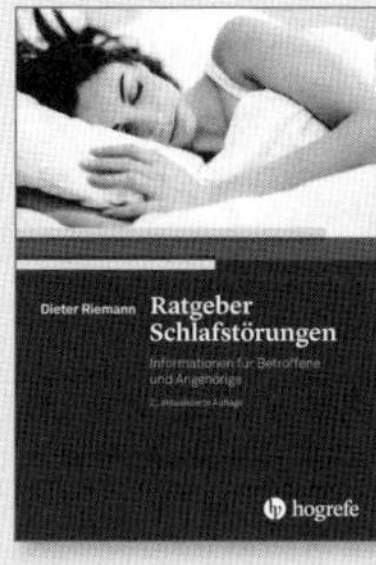

Dieter Riemann
Ratgeber Schlafstörungen
Informationen für Betroffene und Angehörige

(Reihe: „Ratgeber zur Reihe Fortschritte der Psychotherapie“ Band 2).
2., akt. Auflage 2016,
71 Seiten, Kleinformat,
€ 9,95 / CHF 13.50
ISBN 978-3-8017-2745-1
Auch als eBook erhältlich

Die Neuauflage des Ratgebers stellt wirkungsvolle verhaltenstherapeutisch orientierte Maßnahmen zur Reduktion von Schlafstörungen dar.

www.hogrefe.com

hogrefe

Buchtipps

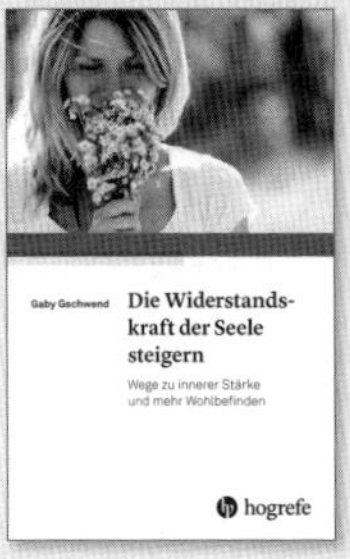

Gaby Gschwend
Die Widerstandskraft der Seele steigern
Wege zu innerer Stärke und mehr Wohlbefinden

2017, 107 Seiten, Kleinformat, € 14,95 / CHF 19.90
ISBN 978-3-8017-2768-0
Auch als eBook erhältlich

Das Buch zeigt anhand zahlreicher Beispiele und Übungen Wege auf, wie die inneren Widerstandskräfte gestärkt werden können, um so die psychische Gesundheit und das eigene Wohlbefinden zu fördern.

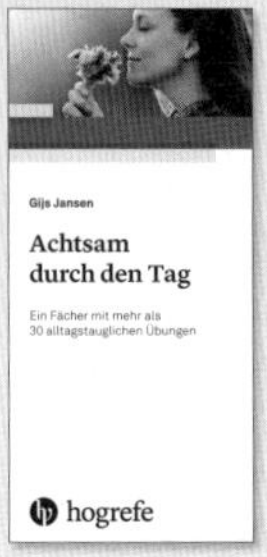

Gijs Jansen
Achtsam durch den Tag
Ein Fächer mit mehr als 30 alltagstauglichen Übungen

2020, 54 Seiten, Kleinformat, € 16,95 / CHF 21.90
ISBN 978-3-8017-3034-5

Der Fächer enthält über 30 Achtsamkeitsübungen, mit denen Sie vor allem lernen, Ihre Wahrnehmung zu schärfen und offen zu sein für das, was sich im Hier und Jetzt ereignet. Der Fächer ist ein praktischer Begleiter für alle, die Achtsamkeit praktizieren und sich selbst und ihre Umgebung neu erkunden wollen.

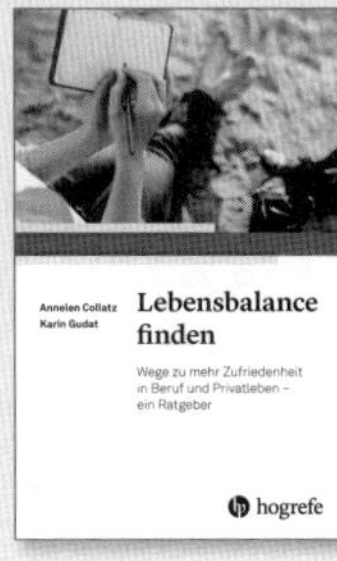

Annelen Collatz / Karin Gudat
Lebensbalance finden
Wege zu mehr Zufriedenheit in Beruf und Privatleben – ein Ratgeber

2019, 172 Seiten, Kleinformat, € 16,95 / CHF 21.90
ISBN 978-3-8017-2847-2
Auch als eBook erhältlich

Das Leben besteht aus vielen unterschiedlichen Bereichen, die miteinander interagieren und in Konflikt geraten können. Ziel des Ratgebers ist es, in Form eines Selbst-Coachings Wege zu mehr Zufriedenheit im Beruf und im Privatleben aufzuzeigen, um langfristig gesund zu bleiben.

www.hogrefe.com

hogrefe